Hendrik Köppe

Risiko- und Kostensteuerung im Disease Management

GRIN Verlag

Bibliografische Information der Deutschen Nationalbibliothek:

Die Deutsche Bibliothek verzeichnet diese Publikation in der Deutschen Nationalbibliografie; detaillierte bibliografische Daten sind im Internet über http://dnb.d-nb.de/ abrufbar.

Impressum:

Druck und Bindung: Books on Demand GmbH, Norderstedt Germany
ISBN: 978-3-640-75015-3

Dieses Buch bei GRIN:

http://www.grin.com/de/e-book/76008/risiko-und-kostensteuerung-im-disease-management

Fachhochschule Neubrandenburg

Fachbereich Soziale Arbeit und Gesundheit

Studiengang Gesundheitswissenschaften

Bachelorarbeit

zur Erlangung des Grades

„Bachelor of public health and administration"

Thema:

Risiko- und Kostensteuerung im Disease Management

vorgelegt von: **Hendrik Köppe**

8. Semester

Vorgelegt am: **02.08.2004**

Inhaltsverzeichnis

Inhaltsverzeichnis I

Abbildungsverzeichnis III

Tabellenverzeichnis III

Abkürzungsverzeichnis IV

1 Einleitung 1

1.1 Problemstellung 1

1.2 Zielsetzung 5

1.3 Vorgehensweise 5

2 Integrierte Versorgung und Disease Management 7

2.1 Definition und Ziele der Integrierten Versorgung 7

2.2 Gesetzlicher Rahmen der Integrierten Versorgung 8

2.3 Definition und Ziele des Disease Management 8

2.4 Merkmale des Disease Management 9

2.5 Selektion von DM- relevanten Erkrankungen 10

2.6 Gesetzlicher Rahmen des Disease Managements 11

3 Kostenanalyse vor Abschluss des DM-Vertrags 13

3.1 Überlegungen zur Ausgestaltung des DM-Vertrags 13

3.1.1 Vertragsarten laut Gesetz 13

3.1.1.1 Modellvorhaben 13

3.1.1.2 Strukturverträge 14

3.1.1.3 Integrierte Versorgung 15

3.1.1.4 Fazit 16

3.1.2 Weitere inhaltliche Überlegungen 18

3.2 Risiko- Adjustment 19

3.2.1 Erklärungen entscheidender Begriffe 20

3.2.1.1 Risiko 20

3.2.1.2 Finanzielles Risiko 20

3.2.1.3 Risikotypen 20

3.2.2 Konzeptionelle Aspekte Pauschaler Vergütung 23

3.2.2.1 Vergütungsformen und Pauschalierung 23

3.2.2.2 Hochpauschalierte Vergütung; Dispositionsspielraum und Risikobeteiligung 24

3.2.2.3 Exkurs Kopfpauschale - Capitation 25
3.2.3 Grundlagen der Risikoadjustierung 27
3.2.4 Diagnose- Basierte Modelle der Risikoadjustierung 31
3.2.4.1 ACG- Modelle 31
3.2.4.2 DCG/ HCC - Modelle 32
3.2.5 Fazit - Risikoadjustierte Vergütung und Disease Management 33

4 Kostensteuerung nach Vertragsabschluss 37

4.1 Kreislauf des Disease Managements 37
4.2 Instrumente der Kostensteuerung im DM 38
4.2.1 Guidelines 39
4.2.2 Utilization Review und Utilization Management 39
4.2.3 Qualitätsmanagement 40
4.3 Evaluationsverfahren 41

5 Zusammenfassung und Ausblick 44

Literaturverzeichnis 46

Abbildungsverzeichnis

ABB. 1: DAS SYSTEM DER AMBULANTEN UND STATIONÄREN GESUNDHEITSVERSORGUNG 2

ABB. 2: KREISLAUF DES DISEASE MANAGEMENTS 37

Tabellenverzeichnis

Tab. 1: Übersicht der gesetzlichen Vertragsmöglichkeiten 17

Abkürzungsverzeichnis

§	Paragraph
§§	Paragraphen
Abs.	Absatz
BIP	Bruttoinlandsprodukt
bspw.	beispielsweise
DM	Disease Management
DMP	Disease Management Programm
EBM	Einheitlicher Bewertungsmaßstab
GKV	Gesetzliche Krankenversicherung
GMG	Gesetz zur Modernisierung der gesetzlichen Krankenversicherung
IV	Integrierte Versorgung
KV	Kassenärztliche Vereinigung
KBV	Kassenärztliche Bundesvereinigung
LE	Leistungserbringer
MCO	Managed Care Organisation
PKV	Private Krankenversicherung
SGB	Sozialgesetzbuch
SGB V	Sozialgesetzbuch 5. Buch
sog.	so genannt(en)
SVR	Sachverständigenrat für Konzertierte Aktion im Gesundheitswesen
u.a.	und andere
WHO	World Health Organisation (Weltgesundheitsorganisation)

1 Einleitung

1.1 Problemstellung

„Güter sind knapp und
die Gesellschaft muss ihre Ressourcen effizient einsetzen.“[1]

Dies ist eine in der Volkswirtschaft unumstrittene These, welche allgemeingültig für jegliches Wirtschaftshandeln ist. Gesundheit wird als ein Gut höchster Ordnung aufgefasst. Und deshalb ist alles Mögliche möglich zu machen, um sie zu erhalten?

Die aktuellen Rahmenbedingungen der Gesundheitsversorgung in Deutschland, wie demographische und wirtschaftliche Entwicklungen und der Fortschritt in der Medizin und Technik begünstigen Kostensteigerungen[2]. Im Gesundheitssystem wird gewirtschaftet, daher gilt auch hier die oben zitierte These. Den Beteiligten in Politik, Wirtschaft und Wissenschaft stellen sich in der derzeitigen Situation neue Herausforderungen – die Wirtschaftlichkeitsreserven des Gesundheitssystems aufzudecken und durch Umbildung neue rationalere Wege begehbar zumachen.

Das Gesundheitssystem befindet sich seit einigen Jahren im Wandel – vom Kostenerstattungsprinzip zur marktwirtschaftlich ausgerichteten Orientierung, um der Knappheitsthese gerecht zu werden. Die Gesundheitspolitik versucht der ständigen Erhöhung des Beitragssatzes der Gesetzlichen Krankenversicherung (GKV) durch Reformen[3] (Beitragssatzstabilität) beizukommen. Doch diese

[1] Samuelson & Nordhaus 1998, S. 28

[2] Statistisches Bundesamt (2004): Ausgabensteigerung anteilig am Bruttoinlandsprodukt (BIP): 1992 – 10,1%; 1996 – 11,1%; 2001 – 10,9%; 2002 – 11,1%

[3] Gesundheitsreform 2000 - vor allem im Arzneimittel- und Stationären Bereich, GMG 2004 – auch im ambulanten Bereich (Stichwort Praxisgebühr)

Ansätze zeigten bisher nicht die gewünschten umfassenden Wirkungen – weitere Steigerungen der Beitragssätze der GKV waren die Folge.[4]

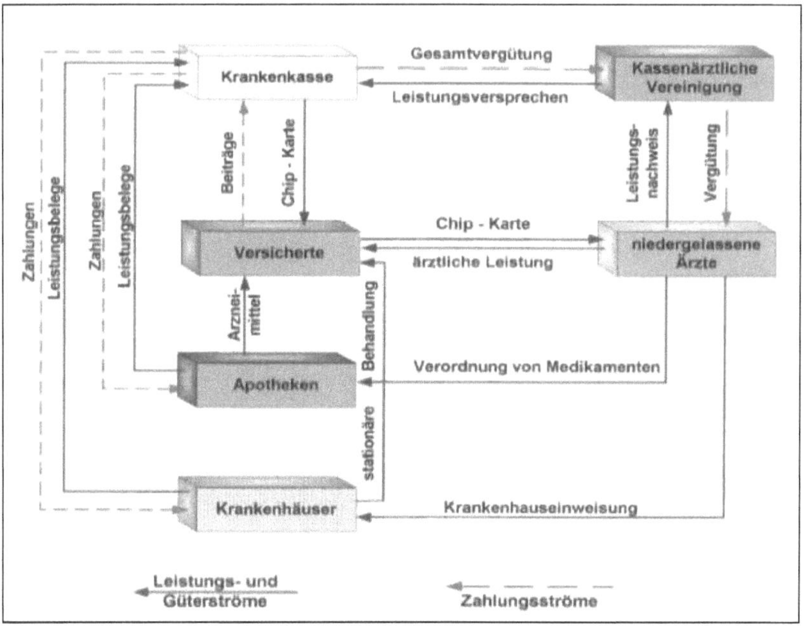

Abb. 1: Das System der ambulanten und stationären Gesundheitsversorgung in der Bundesrepublik Deutschland [In Anlehnung an Ahlbeck (1997), S. 94]

Es ist notwendig kurz auf die Systematik (siehe Abb. 1) desselben einzugehen, um die Ursachen für die Kostenprobleme im Gesundheitswesen darlegen zu können. Das deutsche Gesundheitswesen funktioniert nach dem Sozialversicherungsmodell. Die Gesetzlichen Krankenversicherungen (GKV) werden diesem Modell durch die gesetzlich verankerte Gewährleistung des Versicherungsschutzes im Krankheitsfall gerecht. Etwa 90 % der Bevölkerung hat Anspruch auf die Leistungen der GKV. Weitere 9 % sind über die Privaten Krankenversicherungen (PKV)[5] abgesichert. Die Leistungen werden von Leistungs-

[4] vgl. z.B. VdAK/AEV (2003)

[5] PKV ist als reine Schadensversicherung konzipiert, bei der der Versicherte die in Anspruch genommene Leistung direkt mit dem jeweiligen Unternehmen (Arzt, Krankenhaus, Apotheke) abrechnet und zur Rückerstattung der Kosten die Rechnung an die PKV weiterleitet.

ersteller (LE) erbracht, welche vertraglich an ihre Verbände, wie Kassenärztliche Bundesvereinigung oder Krankenhaus-Gesellschaften gebunden sind. Diese Verbände wiederum haben Vereinbarungen mit der GKV unterzeichnet und sind somit verpflichtet die Behandlung durch ihre Mitglieder übernehmen zulassen. Dieses dreieckförmige Beziehungsgeflecht aus Versicherten, Krankenversicherung und Leistungsersteller ist durch Versicherungspflicht und Sachleistungsprinzip gekennzeichnet.[6]

Organisatorisch lässt sich das System der LE grob in drei Sektoren unterscheiden. Diese sind der ambulante und stationäre Bereich und die Arzneimittelmittelversorgung. Der ambulante Bereich ist durch niedergelassene LE (vor allem Hausärzte und Fachärzte) gekennzeichnet. Unter dem stationären Sektor sind die Krankenhäuser und deren Gesellschaften zu verstehen. Die Arzneimittelversorgung wird durch Apotheken, welche den Vertrieb organisieren sichergestellt. Diese sektorielle differenzierte Versorgungsstruktur wird in der Literatur als das traditionelle Gesundheitssystem bezeichnet.

Die oben erwähnten Kostensteigerungen[7] lassen sich auf veränderte externe Bedingungen wie demographische und wirtschaftliche Entwicklung und medizinisch-technischer Fortschritt, aber auch auf Misswirtschaft im deutschen Gesundheitssystem – vor allem im Bereich der Leistungserstellung – zurückführen. Diese entsteht volkswirtschaftlich betrachtet durch die Fehlsteuerung der knappen zur Verfügung stehenden Mittel, welche zu Über- (z.B. Doppeluntersuchungen), Unterversorgung und Fehlversorgung führen.[8] Der Sachverständigenrat für Konzertierte Aktion im Gesundheitswesen (SVR) führt dies auf die Versorgung von akuten, episodenhaften und eindimensionale Krankheitsformen zurück. Aus organisatorischer und systemischer Sicht betrachtet führt Mühlbacher die inflexiblen Strukturen und mangelnde Vernetzung als Hauptproblem

[6] vgl. Mühlbacher (2002), S. 49-51

[7] vgl. Statistisches Bundesamt (2004)

[8] vgl. Sachverständigenrat für die Konzertierte Aktion im Gesundheitswesen (2002)

der Leistungserbringung an.[9] Auch der SVR sieht einen „Mangel an interdisziplinären und flexiblen Versorgungsstrukturen“.[10]

Gerade im Bereich der chronisch erkrankten Personen treten gewaltige Versorgungsdefizite auf. Die Versorgung dieser Personen stellt höhere Ansprüche an die Versorgung als kurzfristig akute Erkrankungen. Hier sind die Schnittsstellenprobleme durch die traditionelle sektoriale Trennung der Versorgungsstruktur sehr verheerend. Die LE können aufgrund der hohen Spezialisierung nicht mehr die gesamte Behandlung überblicken und durch die Vergütungs- und Rechtstruktur werden sie zu Konkurrenzverhalten innerhalb der Versorgungskette eines Patienten angeregt, was einer effizienten ergebnisorientierten Betreuung der chronisch erkrankten Personen nicht förderlich ist.[11] Außerdem wird sich nicht am Menschen orientiert und die erkrankte Person als passiver Empfänger von Gesundheitsleistungen betrachtet („Aktiv-/ Passiv-Problematik“).[12]

Nach Kühn[13] und Stillfried[14] lässt sich der größte Anteil der Ausgaben auf einen relativ kleinen Teil der Versicherten – die Gruppe der chronisch- und schwerstkranken Personen – zurückführen.[15] Betrachtet man die Probleme und die relativ erhöhten Ausgaben in diesem Bereich, lässt sich ein unzureichendes Verhältnis zwischen Kosten und Nutzen feststellen. Dies eröffnet die Behauptung, dass in der beschriebenen Konstellation – in den traditionellen Versorgungsstrukturen – noch erhebliches Potential zur Verbesserung der Qualität und der Ausgaben bestehen dürfte.

[9] Mühlbacher (2002, S. 17)

[10] Sachverständigenrat für die Konzertierte Aktion im Gesundheitswesen (2002), S. 28-29

[11] vgl. Mühlbacher (2002), S. 54-55

[12] vgl. Sachverständigenrat für die Konzertierte Aktion im Gesundheitswesen (2002), S. 29

[13] Kühn (1997) zit. nach Amelung/ Schumacher (2000), S. 122;

[14] Stillfried (1999) zit. nach Wiechmann (2003, S: 170-171)

[15] vgl. auch Berk/ Monheit (1992) für USA und Matsaganis/ Glennerster (1994) für UK

1.2 Zielsetzung

Auf der These des Rationalisierungspotentials im Gesundheitswesen soll diese Arbeit aufbauen. Es gilt also für die Zukunft ein System zu entwickeln, was effizienter arbeitet als die derzeitige Standardversorgung. Eine Möglichkeit dieses Potential zu nutzen, sind Integrierte Versorgungsformen wie bspw. das Case Management und Disease Management, welche sich auf das Management von einzelnen Krankheiten, auf charakteristische (zukünftige) Patienten- oder LE-Gruppen konzentrieren. Im Zuge der Gesundheitsreform 2000 wurden mit den § 137 f-g und § 140 a-d SGB V die gesetzlichen Grundlagen geschaffen, Integrierte Versorgungsformen einzuführen.

Nach § 140 a-d SGB V können Krankenversicherungen (GKV) einzelne Verträge mit LE (z.B. Ärztegruppe) abschließen. Diese LE können z.B. unter Berücksichtigung der in 137 f SGB V festgelegten Qualitätsrichtlinien „Strukturierte Behandlungsprogramme“ (DMP) durchführen. Diese sollen für das Gesundheitswesen eine günstigere und für den LE eine lukrative Alternative der Leistungserstellung sein. In Vertragsverhandlungen wird zwischen Versicherer und LE ein Preis (z.B. Pauschale pro eingeschriebenem Versicherten pro Jahr) für die Versorgung ausgehandelt, welcher die voraussichtlich entstehenden Kosten der LE für einen bestimmten Zeitraum decken soll. Hier stellt sich auf der Leistungserstellungsseite die Frage, wie sich die Kosten für zukünftige Versorgung der DMP - Teilnehmer prognostizieren lassen, um die Kostendeckung zu gewährleisten. **Welche Instrumente zur Planung des von Ihnen übernommenen Risikos und zur Steuerung der Kosten können bzw. müssen eingesetzt, um erfolgreich Disease Management durchzuführen?**

1.3 Vorgehensweise

Zuerst soll aus Verständnisgründen auf die Begrifflichkeiten der Integrierten Versorgung (IV) und des Disease Management Programms (DMP) eingegangen werden. Hier soll ein kurzer Einblick in die aktuelle Diskussion gewährt werden. So dass der Zusammenhang zwischen Versorgungssystem und IV/ DMP erkennbar ist. Als nächstes wird die Ausgestaltung der Verträge mit den Krankenversicherungen betrachtet, diese spielt eine gewichtige Rolle bei der

Durchführung des DMPs. Der Kern dieser Arbeit wird die Vergütung der LE durch die Kostenträger - spricht die Krankenversicherungen - sein. Es ist zu klären, was für kalkulatorische Möglichkeiten bestehen, um die entstehenden Kosten der Versorgung durch DMP zu prognostizieren und gerecht zu vergüten. Denn nur so ist es möglich, dass die Anbieter von Disease Management Programmen kostendeckende bzw. gewinnbringende Pauschalen mit Krankenversicherungen aushandeln können. Dazu müssen verschiedene Modelle vorgestellt und bewertet werden. Dies sind einfache Modelle in denen nur die durchschnittlichen Kosten pro Versicherten (Kopf) pro Jahr errechnet werden und auch komplexere Modelle, welche Multimorbidität und andere Parameter berücksichtigen, sind zur exakteren Risikoadjustierung (AGC- /DCG- / HCC-Modelle) zu betrachten. Zur Abrundung des Bildes der Risiko- und Kostensteuerung, wird im letzten Abschnitt auf die Instrumente der Kostensteuerung und der Evaluation eingegangen. Diese Arbeit schließt mit der Zusammenfassung und wagt einen kleinen Ausblick in zukünftige Zeiten.

2 Integrierte Versorgung und Disease Management

Aufgrund der drei wichtigsten Determinanten des Gesundheitswesens – technischer Fortschritt, demographischer Wandel und wirtschaftliche Entwicklung – scheint eine Konsolidierung der Ausgaben für Gesundheitsleistungen nur schwer erreichbar. Daher werden neue Versorgungsmodelle entwickelt und einführt, welche Wettbewerbsvorteile durch erhöhte Effizienz und gleich bleibende bzw. verbesserte Qualität schaffen. Solche sind Modelle die Integrierte Versorgung und Disease Management. Nachfolgend sollen die Begrifflichkeiten der Integrierten Versorgung und des Disease Management dargelegt werden, um bei nachfolgenden Ausführungen vertiefen zu können.

2.1 Definition und Ziele der Integrierten Versorgung

Wie bereits oben beschrieben hat das traditionelle deutsche Gesundheitswesen große Probleme im Bereich der Schnittstellen zwischen den einzelnen Sektoren (ambulant, stationär, Arzneien). Die Integrierte Versorgung versucht diese Zersplitterung der Behandlung durch integrierte Vorsorgungsformen zu überwinden. Ziel ist es, durch den Aufbau von Unternehmensnetzwerken die gesamte Versorgung von Patienten zu gewährleisten und Schnittstellen zu vermindern. Es werden behandlungs- und funktionsübergreifende, am patientenorientierte, rationalere Dienstleistungen angeboten, welche die Bedürfnisse der Patienten berücksichtigen, die Qualität verbessern bzw. beibehalten und die Wirtschaftlichkeit der Versorgung erhöhen sollen.[16] Dies gelingt durch die Zusammenführung der Leistungserbringer, Krankenversicherer und den Versicherten. Diese Integration aller beteiligter LE lässt sich durch Neuordnung der Organisation bewerkstelligen. Die an der Integrierten Versorgung beteiligten Unternehmen übernehmen alleinig die medizinische und finanzielle Verantwortung der Versorgung.[17] Daher sind zwei Planungsziele besonders wichtig. Erstens sollen die Überkapazitäten abgebaut und nur die zukünftig eintretenden Versorgungsmengen vorgehalten werden. Und zweitens – der wohl wichtigere Schritt – ist die Umschichtung von teueren Versorgungsebenen in günstigere – z.B. vom

[16] vgl. Mühlbacher (2002), S. 63-64

Krankenhaus zu ambulanter Vorsorgebehandlung. Entscheidend ist nicht die Rationalisierung sondern die „kostenoptimale Leistungsstufe“ für die Versorgung zu aktivieren.[18]

Die Integrierte Versorgung ist grundsätzlich ein Konzept der Regelversorgung und lässt sich in Indikationsspezifische und Nicht Indikationsspezifische Versorgung unterteilen. [19] Nicht Indikationsspezifische Versorgung bezieht sich auf die umfassende Versorgung aller Versicherten. Demgegenüber sind chronischkranke und behandlungsintensive Versicherte Zielgruppe der Indikationsspezifischen Versorgung.

2.2 Gesetzlicher Rahmen der Integrierten Versorgung

Den grundlegenden Rahmen legt das SGB V §§ 140 a-d fest. Der § 140 b SGB V besagt, dass die Krankenkassen mit einzelnen LE (z.B. Arzt od. Krankenhaus) oder mit deren Gemeinschaften Versorgungsverträge abschließen können. Die Teilnahme der Versicherten an den integrierten Versorgungsformen ist freiwillig. Und die Krankenkassen müssen die Versicherten über Verträge, teilnehmende LE, besondere Leistungen und Qualitätsstandards aufklären. Die §§ 140 b-d regeln die Rahmen der Verträge, Vergütung und Anschubfinanzierung. Auf diese wird soweit nötig im nachfolgenden eingegangen.

2.3 Definition und Ziele des Disease Management

Für „Disease Management“ oder „Strukturierte Behandlungspfade“ existieren keine endgültige Definition. Es gibt enger, weiter gefasste und umfassende Definitionsansätze. Die eng gefassten Ansätze beziehen sich nur auf einen Sektor des Gesundheitssystems und versuchen Verbesserungen über Best-Practice-Sharing[20] und Guidelines[21] zu erzielen. Weiter gefasste Konzepte erarbeiten komplette Behandlungsprogramme für bestimmte Therapiegebiete und teilen

[17] vgl. Amelung/ Schuhmacher (1999), S. 31

[18] vgl. Amelung/ Schuhmacher (1999), S. 35

[19] vgl. Späth (2000), S. A-2281

[20] Definition Best-Practice-Sharing = Austausch und die Weiterentwicklung von Erfahrungen

[21] Definition Guidelines = Evidenz-basierte standardisierte Leitlinien zum Ablauf und Inhalt von Prävention und Behandlung bestimmter Erkrankungen

das wirtschaftliche Risiko zwischen Anbieter und Kostenträger (Versicherung) auf. Doch die größten Wirkungen dürften umfassend durchgeführte DM-Programme haben. Diese verstehen Krankheiten und deren Behandlungen als komplexen, sektorenübergreifenden Prozess, welcher bei der Vermeidung (Prävention) beginnt und Diagnose, Behandlung, Schulung des Patienten in das Programm integriert.[22]

DM ist ein Ansatz für ein „Integratives Versorgungsmanagement über den gesamten Verlauf einer Erkrankung“[23]. Es lässt sich der oben genannten Indikationsspezifischen Integrierten Versorgung zurechnen. Als Arbeitsdefinition soll die Definition von Lauterbach et al. (2001) herangezogen werden, welcher diese aus verschiedenen bekannten Ansätzen heraus entwickelte:

„Disease Management ist ein systematischer, sektorenübergreifender und populationsbezogener Ansatz zur Förderung einer kontinuierlichen, evidenzbasierten Versorgung von Patienten mit chronischen Erkrankungen über alle Krankheitsstadien und Aspekte der Versorgung hinweg. Der Prozess schließt die kontinuierliche Evaluation medizinischer, ökonomischer und psychosozialer Parameter sowie eine darauf beruhende kontinuierliche Verbesserung des Versorgungsprozesses auf allen Ebenen ein.“[24]

Erklärte Zeile des Disease Managements sind der Abbau von Über-, Unter- und Fehlversorgung, eine flächendeckende Verbesserung der Versorgungsqualität chronisch Kranker und die Kostenstabilisierung der Versorgung.

2.4 Merkmale des Disease Management

Disease Management besteht aus einem System von Interventionen, Messmethoden und deren Verfeinerungen. Merkmale oder Komponenten des DMs,

[22] vgl. Neuffer (1996), S. 53
[23] vgl. Arnold, M.; Lauterbach, K.W.; Preuß, K.-J. (1997), S. 360
[24] vgl. Lauterbach (2001), S. 23

welche ein erfolgreiches DMP nach Meinung der Fachliteratur[25] haben sollte, sind folgende:

- Gesundheitsversorgungssystem ohne traditionelle Sektorengrenzen
- Evidente **Datenbasis** (Knowledge Base) über Prävention, Diagnose und Behandlung einer Erkrankung zur Information und Auswertung des Outcomes
- **Informationssystem** sowohl klinisch und administrativ – zur ökonomischen Auswertung einer Erkrankung und zur Festlegung wer wie die Versorgung durchführt – realisierbar durch EDV-Netzwerk
- Evidenzbasierte **Leitlinien** (practice guidelines)
- **Qualitätsverbesserungskonzept**, dass Informations- und Versorgungssystem kontinuierlich weiterentwickelt
- **Vergütungssystem**, welches die Outcomes[26] in die Vergütung einbezieht
- Maßnahmen zur Patienteninformation, Gesundheitsförderung und Patientenschulung, um Compliance der Patienten zu erhöhen
- systematische **Evaluation** des Zusammenhangs zwischen Therapieoptionen und Patientenergebnissen

2.5 Selektion von DM- relevanten Erkrankungen

Da DM für die kontinuierliche Versorgung bestimmter Erkrankungen konzipiert ist, soll auch auf die Kriterien der Selektion dieser Erkrankungen eingegangen werden. Welche Krankheiten eignen sich eigentlich für Disease Management Programme?

In den USA wurde in den neunziger Jahren mit einer großen Anzahl von Bedingungen (Krankheiten) experimentiert. Plocher (1996) hat folgende Kriterien als sinnvoll für die Selektion einer Erkrankung erklärt:

- **hohes Aufkommen an finanziellen Mitteln und Fällen**

[25] vgl. Hunter/ Fairfield (1997); Amelung/ Schumacher (1999), S. 123; Lauterbach (2001), S. 21

[26] Outcomes = Behandlungsergebnisse

- **hohe Rate an Komplikationen**, welchen mit Präventionsmaßnahmen begegnet werden kann, so dass Notfall- und Wiederaufnahmen ins Krankenhaus (= teuere Interventionen) beeinflusst werden können
- Veränderungen des natürlichen Verlaufs der Erkrankung weisen innerhalb kurzer Zeit (1-3 Jahre) messbare Wirkungen auf, übereinstimmend mit dem allgemeinen Zeitintervall nach welchem Teilnehmer (Versicherte) den health plan (Disease Management Programm) wechseln
- **chronische Krankheiten mit ambulanten Behandlungsmöglichkeiten**, welche geringe und nicht operative Technologie benötigen
- Existenz vieler durchgeführter **Variationen von therapeutischen Modellen**
- **Hohe Non- Compliance** (Nichtbefolgung) der Patienten mit der therapeutischen Lebensweise (→ diese Non- Compliance muss mit der Vermittlung von Wissen veränderbar sein, Ausbildung ist auf den Patienten, seine Familienmitglieder und die behandelnden Ärzte gerichtet)
- **Leitlinien** existieren oder können entwickelt werden
- Konsens muss gefunden werden, was gute Qualität ausmacht/ bedeutet, welche Resultate gemessen werden sollen und wie diese Resultate zu verbessern sind[27]

Sowohl in den USA als auch in Europa ist die Überzeugung gewachsen, dass DM-Programme für Krankheiten wie Asthma, Diabetes Mellitus, Krebs, HIV/ AIDS, Osteoporose und bestimmte Herzkrankheiten geeignet sind.[28]

2.6 Gesetzlicher Rahmen des Disease Managements

Die Übertragung der Disease Management Programme aus dem amerikanischen in das deutsche Versorgungssystem lässt nach Einführung der Gesundheitsreform 2000 realisieren. Die §§ 137f-g SGB V regeln den Rahmen der Anwendung von Disease Management Programmen. § 137f besagt, dass Strukturierte Behandlungspfade entwickelt werden sollen, um den Behandlungsablauf und die Qualität der medizinischen Versorgung chronisch Kranker zu verbessern. Er legt ebenfalls Kriterien zur Auswahl der Erkrankungen, welche sich in

[27] vgl. Plocher (1996), S. 321-322

etwa mit den oben genannten Merkmalen decken. Außerdem sind die Anforderungen an DMP (z.B. Behandlung nach Leitlinien, Qualitätssicherungsmaßnahmen, u.a.) genannt. Die Teilnahme an DMP ist freiwillig und schriftlich nach ausführlicher Information der Krankenkasse durch den teilnehmenden Patienten zu bekunden. Weiterhin sind die Programme durch einen externen Sachverständigen zu evaluieren. Die Zulassung der Programme wird durch § 137g SGB V bestimmt. Diese muss durch die Krankenkasse bei Bundesversicherungsamt beantragt werden. Die Zulassung wird bei Erfüllung der in § 137f SGB V genannten Anforderungen befristet erteilt und kann nach externer Evaluation verlängert werden.

[28] vgl. Plocher (1996), S. 321; Neuffer (1997), S. 157; Amelung/ Schumacher (1999), S. 123

3 Kostenanalyse vor Abschluss des DM-Vertrags

3.1 Überlegungen zur Ausgestaltung des DM-Vertrags

Im Nachfolgenden soll auf die Ausgestaltung eines Disease- Management- Vertrages eingegangen werden. Die Ausgestaltung der Verträge spielt sowohl für Krankenversicherung als auch LE eine wichtige Rolle bei der Durchführung des DMPs. Daher soll nun geklärt werden auf welcher Basis ein DM- Vertrag entstehen kann.

3.1.1 Vertragsarten laut Gesetz

Disease Management-Verträge lassen sich in Deutschland aufgrund des starken Reglements der Öffentlichen Hand nur auf Grundlage bestimmter Rahmenvorschriften abschließen. Also um einen Vertrag unterzeichnen zu können, müssen die Regelungen des § 137f-g und die der nachfolgend vorgestellten Vertragsarten erfüllt sein. Laut gesetzlichen Vorschriften lassen sich momentan drei Vertragsarten unterscheiden, welche als mögliche Grundlage für ein DMP in Frage kommen könnten. Dies sind Verträge der Integrierten Versorgung gemäß § 140a-d SGB V, Modellvorhaben gemäß §§ 63 – 65 SGB V und Strukturverträge nach §73a SGB V.

3.1.1.1 Modellvorhaben

Modellvorhaben nach §§ 63- 65 SGB V sind eine Möglichkeit nach welcher sich DM-Verträge abschließen lassen können. Diese Modellvorhaben sind auf die Erprobung neuer Verfahrens-, Organisations-, Finanzierungs- und Vergütungsformen abzielende, Projekte der Gesundheitsversorgung. Vertragspartner der Krankenkassen bzw. deren Verbände müssen zugelassene LE oder deren Gemeinschaften sein. Bei Beteiligung vertragsärztlicher Versorgung muss KV zustimmen. Ansonsten können bei den Modellvorhaben alle Vorschriften des 4. Kapitels SGB V (§§ 69-140) außer Kraft gesetzt werden. Beim Abschluss von

Modellvorhaben sind gemäß § 64 Abs. 3 SGB V die Zahl und die Risikostruktur der beteiligten Versicherten einzubeziehen. Es besteht die Möglichkeit, mit der Ausschüttung der Überschüsse (potentielle Einsparung gegenüber herkömmlicher Versorgung) als Bonus und Rückerstattung steuernd auf die teilnehmenden Versicherten einzuwirken (§ 63 Abs. 3 Satz 1 SGB V). Modellvorhaben eignen sich zur Erprobung neuer Organisationsstrukturen sowie Vergütungen der Gesundheitsversorgung und müssen wissenschaftlich begleitet werden. Aber sie sind zeitlich befristet (8 Jahre) und selektives Kontrahieren als wesentliches Merkmal von Managed Care[29] lässt sich durch die Beteiligung der KV nicht durchführen.[30]

3.1.1.2 Strukturverträge

Strukturverträge nach § 73a SGB V sind dauerhaft angelegte Verträge zwischen KV und GKV-Trägern, welche eine Vernetzung von einzelnen Praxen zu Netzwerken oder Hausarztmodelle ermöglichen. Durch die Zusammenfassung aller Leistungen in einem Budget wird den Hausärzten des Hausarztmodells oder den Ärzten der vernetzten Praxen die finanzielle Verantwortung über die zu erbringenden meist ambulanten Versorgungsleistungen übertragen. Im Rahmen der Strukturverträge ist auch eine sektorenübergreifende Versorgung durch ambulante (Praxisnetzwerk) und stationäre Einrichtungen (Krankenhäuser) möglich. Aufgrund der übertragenen Verantwortung durch kombinierte Budgets werden die beteiligten Leistungserbringer veranlasst, ihre Behandlung zu koordinieren und effizient zu gestalten. Weitere Anreize zur Effizienz und Qualität können den beteiligten LE auch durch andere vom Einheitlichen Bewertungsmaßstab (EBM) abweichende Vergütung, z.B. Pauschalen oder Budgets, geschaffen werden.[31]

[29] Managed Care = „...ist die Anwendung von Managementprinzipien..."; = „...Tool von Instrumenten und Organisationsformen zur Steuerung auf der Ebene der einzelnen Organisationen..."/ „Ziele sind effiziente Steuerung der Kosten und der Qualität im Gesundheitswesen." (Amelung/ Schuhmacher [1999, S. 4])

[30] vgl. Wiechmann (2003, S. 87)

[31] vgl. Wiechmann (2003, S. 88)

3.1.1.3 Integrierte Versorgung

Die Verträge der Integrierten Versorgung nach § 140a-d SGB V können **direkt** zwischen den Krankenkassen, deren Verbänden und einzelnen LE bzw. deren Gemeinschaften und Krankenhäusern bzw. deren Gemeinschaften geschlossen werden und im Gegensatz zum Modellvorhaben kann auch mit anderen ambulanten und stationären LE (z.B. Physiotherapie-, Rehabilitationseinrichtungen) kontrahiert werden (§ 140b Abs. 1 SGB V). Durch die Möglichkeit direkte Verträge mit „zugelassenen Ärzten und Zahnärzten" (§ 140b Abs. 2 SGB V) lässt sich die Beteiligung der KV umgehen. Sie muss den Verträgen nicht zustimmen, kann sie auch nicht blockieren und verliert dadurch Einfluss. Das vormalige Monopol der KV in der ambulanten Versorgung wird aufgeweicht. Die Regierung ist der Forderung nach mehr Wettbewerb im Gesundheitssystem nachgekommen. Das Selektive Kontrahieren mit einzelnen LE wird möglich. Aufgrund der Komplexität der Integrierten Versorgung und sofern es ambulante Versorgungen angeht, wird die KV sicher eine beratene Funktion weiterhin wahrnehmen können.

In den Verträgen müssen sich die Vertragspartner zu einer qualitätsgesicherten, wirksamen, ausreichenden, zweckmäßigen und wirtschaftlichen Versorgung der Versicherten verpflichten. Der Gesetzgeber lässt Abweichungen vom Vierten Kapitel des SGB V (§§ 69-140h) zu, wenn sie dem Sinn und Eigenart Integrierter Versorgung entsprechen oder die Qualität oder die Wirtschaftlichkeit verbessern. Hier können neue Schwerpunkte in der Versorgung – wie fokussierte Behandlung von bestimmten Erkrankungen durch Disease Management Programme – gesetzt werden. Freie Wahl des Arztes muss bei der Integrierten Versorgung weiterhin erhalten bleiben und nach § 140 a Abs. 2 SGB V ist die Teilnahme freiwillig.

Die Vergütung der Integrierten Versorgung muss in den Verträgen festgelegt werden. Sie muss für alle potentiell beanspruchten Leistungen der Teilnehmer der Integrierten Versorgung ausreichend sein und kann unter dieser Berücksichtigung flexibel gestaltet werden. Im § 140c Abs. 2 SGB V wird explizit darauf hingewiesen, dass das finanzielle Risiko in Form von Budget übernommen werden kann. Wobei die Anzahl der eingeschriebenen Versicherten und deren Risikostruktur zu berücksichtigen ist. Aber es müssen auch die Leistungen vergütet werden, welche durch die Inanspruchnahme von fremden, nicht an den Programmen der Integrierten Versorgung, teilnehmenden LE entstehen (§ 140c Abs. 1 SGB V). Dies kann sich als erheblicher Unsicherheitsfaktor in der Berechnung der Vergütung herausstellen.[32] Die eingeschriebenen Versicherten verpflichten sich oder müssen angereizt werden, primär die LE der Integrierten Versorgung zu frequentieren (eingeschränkte Arztwahlfreiheit). Durch vertraglich festgelegte Steuerungsmechanismen wie Bonus-Malus-Regelungen und Selbstbeteiligung lassen sie sich bewegen in erster Linie die LE der Integrierten Versorgung aufzusuchen. Finanzielle, auf den Versicherten abzielende Steuerungsinstrumente sind im Gesetz nicht eindeutig ausgeschlossen und daher gilt es zu prüfen, was in Folge der Anforderungen an die Integrierte Versorgung um zusetzen ist.[33]

3.1.1.4 Fazit

In der nachfolgenden Übersicht (Tab.1) wurden die einzelnen Vertragsarten zur Veranschaulichung gegenübergestellt und deren wichtigste Merkmale herausgearbeitet.

	Integrierte Versorgung nach § 140a-d SGB V	Modellvorhaben nach §§ 63-65 SGB V	Strukturverträge nach § 73a SGB V
Welche Innovationen sind möglich? Was kann erprobt werden?	eine verschiedene Leistungssektoren übergreifende Versorgung	Verfahrens-, Organisations-, Finanzierungs- und Vergütungsformen; Leistungen zur Verhütung und Früherkennung von Krankheiten	Hausarztmodell, Praxisvernetzung
Welche Vertragspartner?	Einzelne LE und deren Gemeinschaften (ambulant, stationär, rehabilitativ) (KV kann beteiligt sein)	zugelassene LE oder Gruppen von LE und KV; einzelne Krankenkassen	KV und Verbände der Krankenkassen
Kann von üblichen Vergütungsformen abgewichen werden?	abweichende Regelung, die dem Sinn und der Eigenart der integrierten Versorgung entspricht	Abweichungen vom Leistungserbringungsrecht möglich	Von EBM abweichende Vergütung möglich
Welche Vergütungsformen?	Budgets, Kopf-, Fallpauschale	Budgets und kombinierte Budgets	Budget, kombinierte Budgets, Pauschalen möglich

[32] vgl. Schräder/ Ryll (2002, S. 8)
[33] vgl. Wiechmann (2003, S. 90-93)

Zeitliche Befristung?	Dauerhaft	Ja, 8 oder 5 Jahre[34]	dauerhaft
Charakter des Projektes?	Regelversorgung	Befristetes Modell	Regelversorgung
Teilnahme der Versicherten?	Freiwillig	Freiwillig mit schriftlicher Einwilligung	Freiwillig
Finanzielle Anreize für Versicherte möglich?	gesetzlich nicht ausgeschlossen, also Boni etc. möglich	Überschüsse bzw. Einsparungen als Boni oder Beitragsrückerstattung	Keine Anreize erwähnt
Selektives Kontrahieren möglich?	Ja	Nein	nein
DM geeignet?	Ja	Ja	Ja

Tab. 1: Übersicht der gesetzlichen Vertragsmöglichkeiten (eigene Darstellung in Anlehnung an: Amelung/ Schumacher [1999, S. 46]; Mühlbacher [2002, S. 61-62]; Wiechmann [2003, S. 83-100])

Wie sich nach Analyse der gesetzlichen Rahmenbedingungen (Überblick in Tab. 1) herausgestellt hat, ist es grundsätzlich möglich nach allen drei Vorlagen DM- Verträge abzuschließen. Im Hinblick auf eine Verbesserung von Wirtschaftlichkeit und Qualität bietet die Integrierte Versorgung nach § 140a-d SGB V durch eine langfristige Etablierung von Managed Care- Konzepten die beste Grundlage für DM-Verträge. Der Gesetzgeber lässt den Vertragsparteien der Integrierten Versorgung viel Spielraum für die Gestaltung der Vergütung der internen und externen Leistungen, des Informations- und Datenmanagements[35], der Bonus-Malus-Regelungen und der selektiven Auswahl der beteiligten LE. Der wohl entscheidende Vorteil ist eben dieses selektive Kontrahieren und die breite Einsatzmöglichkeit von Managed Care- Instrumenten. Modellvorhaben und Strukturverträge bieten diese Möglichkeit aufgrund der Beteiligung der KV nicht in dem Maße. Ein Nachteil des Modellvorhabens ist außerdem seine Konstruktion als Modell mit Befristung für einen bestimmten Zeitraum. Hinsichtlich einer Fortentwicklung der Gesundheitsversorgung ist die Einführung von Managed Care- Konzepten ein wichtiger Schritt in Richtung wirtschaftlicher und qualitativer Verbesserung des Gesundheitswesens. Es kann davon ausgegangen werden, dass zukünftig die Integrierte Versorgung stärker als Modellvorhaben und Strukturverträge eingesetzt wird, weil ihre rechtlichen Regelungen mehr flexibilitäts- und wettbewerbsorientierter sind. So lässt sich feststellen,

[34] 8-jährige Befristung im Normalfall; bei Abweichungen der Vorschriften des 10.Kapitels SGB V nur auf 5 Jahre befristet (§ 63 Abs. 5 SGB V)

[35] Die beteiligten LE können Daten erheben und auswerten (§ 140a Abs. 2 SGB V)

dass DM- Verträge auf Basis der Integrierten Versorgung wohl die größten Erfolgsaussichten haben. Darum soll für die nachfolgende Arbeit angenommen werden, dass der DM- Vertrag im Rahmen von Integrierter Versorgung abgeschlossen wird.

3.1.2 Weitere inhaltliche Überlegungen

Nachdem geklärt ist, welche Möglichkeit als rechtliche Vertragsgrundlage gilt, soll kurz auf die weiteren Bestandteile des DM- Vertrags eingegangen werden. Was ist inhaltlich zu beachten? Was sollte unbedingt im Vertrag verankert sein, um erfolgreiches Disease Management durchführen zu können?

Grundlegend ist natürlich, welche Krankheit von dem Vertrag abgedeckt werden soll. Hier kann sich an den unter Kapitel 2.5 genannten Kriterien orientiert werden. Im Vertrag sollten exakte medizinische Kriterien angeführt werden. Welche Population oder welche Personen können vom Vertrag profitieren? Auch die signifikanten Merkmale (Alter, Geschlecht, u.ä.) der betroffenen Patienten sind schon im Voraus zu bestimmen. Eine Beschreibung des Umfangs des Leistungsspektrums sollte vorgenommen werden, um nichtkalkulierbaren Risiken vorzubeugen. Der Anfang und wenn möglich sollte auch das Ende der Behandlung durch das DMP definiert werden. Die Dauer der Behandlung kann zeitlich oder klinisch erfasst werden. Wichtig im DM ist die Setzung des Schwerpunkts der Behandlung. Umfasst der Behandlungsauftrag nur eine bestimmte Erkrankung mit deren allgemein bekannten Komplikationen oder sollen alle Gesundheitsleistungen der von der bestimmten Patientengruppe in Anspruch genommenen Leistungen im Vertrag eingeschlossen sein? Wenn nur bestimmte krankheitsrelevante Leistungen von LE übernommen werden sollen, müssen die Grenzen vorsichtig aber klar formuliert werden. Wann ist es krankheitsrelevante oder wann allgemeine Gesundheitsversorgung? Wichtig ist diese Differenzierung hinsichtlich der Vermeidung von Abstimmungsschwierigkeiten und Verantwortungsproblemen. Weiterhin sollten die Service- Leistungen im DM-Vertrag aufgeführt werden. Sind alle Versorgungsebenen oder nur einige bestimmte (z.B. nur ambulante und Krankenhausaufenthalte, keine Rehabilitationsleistungen) enthalten. Der Vertrag sollte auf jeden Fall so gestaltet sein, dass die medizinischen Bedürfnisse des Patienten optimal erfüllt werden können. Allgemein bekannt ist, dass bessere Resultate erzielt werden können, wenn die Abdeckung der Gesundheitsversorgung breit auf Basis Integrierter Versorgung angelegt ist. Ein DMP zielt auf die Verbesserung der medizinischen Ergebnisse und Wirtschaftlichkeit ab. Dies soll durch ein eigenes Netzwerk von Einrichtungen, beteiligten Ärzten und anderen Leistungserbringern gelingen. Daher stellt sich bei Abschluss des Vertrags die Frage: Welche Leistungserbringer an der Versorgung teilnehmen dürfen? Auch dies sollte im Vertrag explizit geklärt sein, welche Mindestkriterien zukünftig teilnehmende LE erfüllen müssen. Letztlich muss auch die Vergütung im Vertrag geregelt sein. Die Vergütung spielt hinsichtlich der Kostensteuerung eine wesentliche Rolle. Denn durch die Art der Vergütung lässt sich bspw. das Risiko vom Finanzierer (Krankenkasse) auf die LE im DMP übertragen. Ein Beispiel hierfür sind Verträge mit Kopfpauschalen (capitation). Weitere Arrangements können durch Fallpauschalen (case rate) – hier bleibt das Risiko bei den Krankenkassen – und Shared-Saving- oder auch Risk- Sharing- Verträge sein. Bei den beiden letztgenannten teilen sich Leistungserbringer und – finanzierer das entstehende Risiko.[36]

Welche Risiken auf die DM- Anbieter zu kommen, wie mit diesen umzugehen ist und welche Möglichkeiten der Vergütungskalkulation existieren, soll im nächsten Abschnitt erläutert werden.

3.2 Risiko- Adjustment

Eine zukünftige DM- Vereinbarung kann nicht nur auf klinische Aufgaben wie Prävention, Behandlung, den Krankheitsverlauf und dessen bekannte Komplikationen und auf die beschriebenen rechtlichen Aspekte eingehen, sondern muss besonders das Risiko berücksichtigen, welches mit Unterzeichnung des Vertrages durch die LE von den Krankenkassen übernommen wird.

[36] vgl. Baldwin (1999, S.53-54)

3.2.1 Erklärungen entscheidender Begriffe

3.2.1.1 Risiko

In seiner einfachsten Form existiert Risiko in jeder Situation in der etwas eintreten kann, was unerwünscht ist.[37]

3.2.1.2 Finanzielles Risiko

Bei der Übertragung von Risiko wird von Risiko-Transfer (Risk transfer) gesprochen. Dieser findet erstmals von dem Versicherten zum Versicherer statt, welche sich durch Bezahlen der Versicherungsprämie seines finanziellen Risikos durch Erkrankung entledigt. Und dann kann – für uns interessanter – der Versicherer es dem Leistungserbringer übertragen.[38] Der LE im DMP übernimmt also bei bestimmten Vergütungsformen (z.B. Kopfpauschale) die finanzielle Verantwortung für die Versorgung von bestimmten Patienten und er könnte damit konfrontiert werden, dass letztlich die Behandlungskosten die zur Verfügung stehenden Mittel (die Vergütung) übersteigen. Eine negative Differenz entsteht z.B. durch unvorhersehbare Schwankungen der Auslastung oder schlecht kalkulierte Kosten. Der Leistungserbringer trägt somit das finanzielle Risiko der Erkrankung der Versicherten.[39] Diese Risikotragende Institution hat natürlich ein sehr großes Interesse an der Kontrolle der Gesundheit ihrer anvertrauten „Schützling" (eingeschriebenen Patienten), um die Versorgungskosten auf das niedrigste angemessene Kostenniveau zu senken. Somit ihr eigenes Risiko zu steuern und zu reduzieren. Dies ist das Ziel des Risikomanagements.[40]

3.2.1.3 Risikotypen

Wichtige Risiko-Typen oder Formen des Risikos im Disease Management sind nach Baldwin das Prävalenz- Risiko (**Prevalence Risk**), Patienten- Schwierigkeits- Risiko (**Patient- Severity- Risk**), Komplikationsrisiko (**Complication Risk**), Kostenrisiko (**Cost Risk**), Risiko durch Veränderung von Leit- und Ent-

[37] vgl. Kipp et al. (1997, S. 89)
[38] vgl. Kipp et al. (1997, S. 89)
[39] vgl. Baldwin (1999, S. 53)
[40] vgl. Kipp et al. (1997, S. 89)

scheidungslinien (**Protocol Risk**) und das Risiko der Langlebigkeit (**Duration Risk**).[41]

Prävalenz- Risiko bezeichnet das Risiko, das durch eine die Erwartung übertreffende Anzahl von erkrankten Personen in einer Population entsteht. Dieses Risiko tritt aber nicht auf, wenn nur eingeschriebene, bereits erkrankte Personen im DMP behandelt werden. Im Fall einer präventiven Behandlung (Schulung) von noch nicht erkrankten Personen (z.B. Angehörige bestimmter Risikogruppen) durch das DMP ist dieses Risiko nicht zu unterschätzen. Denn eine höhere Anzahl von erkrankten Personen müssen eventuell in intensiverer Versorgungsebene betreut werden, was zu erhöhten, nicht einkalkulierten Kosten führt. „Patient- Severity- Risk" zielt darauf ab, dass erkrankte Personen sich in einem fortgeschrittenerem Stadium des Krankheitsverlaufes befinden als vorher angenommen. Dies heißt, dass sie kranker sind als erwartet und dass sie mehr kostenintensivere Versorgung benötigen. Zeigen zu behandelnde Personen einer Population mehr Komplikationen (z.B. Multimorbidität) als erwartet, ist das Komplikationsrisiko gemeint. Kostenrisiko entsteht bei unerwarteten Kostensteigerungen pro Versorgungseinheit (z.B. höhere Kosten pro ärztliches Beratungsgespräch). Wenn Behandlungs- und Entscheidungsleitlinien in Richtung mehr intensivere und teuere Behandlungsebenen abgewandelt werden müssen, ist das „Protocol- Risk" eingetreten. „Duration Risk" bezieht sich auf unerwartete Behandlungszeiten über die kalkulierte Dauer hinaus. Diese Risiken stehen in Beziehung zu einander und sollten daher nicht nur allein betrachtet werden.[42]

Weitere allgemeine Geschäftsrisiken (z.B. bei Verschuldung der LE andere Vorkommnisse wie Unfälle oder Brandschaden, nicht rechtzeitige bzw. unvollständige Zahlungen durch KK oder Privatpatienten) müssen ebenfalls berücksichtigt werden. Aber hier soll sich auf das Risikomanagement oder - adjustment der spezifischen DM- Risiken beschränkt werden und daher bleibt es nur bei dem Hinweis auf die allgemeinen Geschäftsrisiken.

[41] vgl. Baldwin (1999, S. 53)
[42] vgl. Baldwin (1999, S. 53)

Zusammenfassend betrachtet, lassen sich drei Hauptquellen der Risiken herausbilden:

1. Ansetzung eines zu niedrigen Preis: Dieses Risiko entsteht wenn einige der vielen Faktoren, welche einen Einfluss auf die Versorgung der bestimmten Patientengruppe haben, übersehen oder falsch eingeschätzt werden und der Preis für deren Versorgung zu niedrig kalkuliert wird.
2. Zufällige Veränderungen: Es gibt einige Ereignisse, welche sich nur schwer vorherbestimmen lassen. Sie treten zufällig und unregelmäßig auf. Ereignisse wie Grippe-Epidemien haben eine große Wirkung auf Patienten einschließlich der Behandlungskosten und diese aufzufangen liegt bei Kopfpauschal- Verträgen mit voller Risikoübernahme im Verantwortungsbereich des Disease Managers. Diese zufälligen Ereignisse zu bewältigen erfordert ein Finanz- und Patienten- Management, welche es so im bisherigen System nicht gibt.
3. Gefahren eines New Business: Disease Management ist ein neues Produkt in der Gesundheitsversorgung zumindest für die meisten zukünftigen Disease Manager in Deutschland. Ein signifikantes Geschäftsrisiko stellt das notwendige Lernen im Umgang mit den Krankenversicherungen dar: DM hat seine eigenen Grundsätze und eigene Sprache. Es müssen neue Fähigkeiten erworben oder in die bestehenden Strukturen eingefügt werden. Medizinisches Management, Risikoeinschätzung, Informationssysteme, Abrechnungen und andere Funktionen müssen verbunden werden, um eine Risikoreduzierung beim Start in ein neues unternehmerisches Projekt erfolgreich zu sein.[43]

Um die Wahrscheinlichkeit negativer wirtschaftlicher Erfahrungen zu reduzieren, sollten zukünftige Disease Manager vor Abschluss des Vertrages folgende Aspekte untersuchen:

- Identifizierung von finanziellen, vertraglichen und anderen Faktoren, welche einen Effekt auf das finanzielle Risiko haben könnten

[43] vgl. Kipp et al. (1997, S. 90-91)

- Prospektive Kalkulation der künftigen Einnahmen und des Startkapitals, welches erforderlich ist, um die finanzielle Verantwortung zu übernehmen
- Analyse der möglichen Ergebnisse bezüglich wichtiger Faktoren, welche die Gesamtkosten des DMPs beeinflussen könnten (Analyse verschiedener Szenarien)

Effektives Risk- Management ist notwendig, um das Erreichen der klinischen und wirtschaftlichen Ziele zu ermöglichen.[44]

3.2.2 Konzeptionelle Aspekte Pauschaler Vergütung

3.2.2.1 Vergütungsformen und Pauschalierung

Die Auswahl der jeweiligen Vergütungsform hat einen großen Einfluss auf die angemessene Verteilung der knappen Ressourcen im Gesundheitswesen. Aus der Literatur lässt sich entnehmen, dass die Entgeltform die Art und den Umfang der Gesundheitsleistungen stark beeinflusst. Grundsätzliche Aspekte der Vergütung sind die Risikoteilung zwischen Versicherer und Versorger und die Dispositionsspielräume der LE in den Integrierten Versorgungsformen. Vergütungen lassen sich sehr vielfältig gestalten. Es existiert eine ausgedehnte Bandbreite von Einzelleistungs- bis hin zu Pauschalvergütungen und deren Kombinationen. Einzelleistungsvergütung (Fee-for-Service) ist dadurch gekennzeichnet, dass auf Basis der durchschnittlichen Faktorkosten für eine bestimmte eng abgegrenzte Leistung ein bestimmter Geldbetrag nachträglich (ex post) an den LE entrichtet wird. Wohin gegen bei der pauschalen Vergütung für einen bestimmten Leistungskomplex eine bestimmte prospektiv kalkulierte Pauschale – Festbetrag meist pro Kopf oder auch pro Fall – vor der eigentlichen Leistungserbringung (ex ante) entrichtet wird. Der Krankenversicherer erkauft sich die Option oder das Anrecht auf Erstellung der Versorgungsleistung im Krankheitsfall der Personen, für welche die Kopfpauschale entrichtet wurde.[45]

[44] vgl. Baldwin (1999, S. 53)

[45] vgl. Amelung/ Schumacher (1999, S. 75-97); Schräder/ Ryll (2002, S. 12-16); Wiechmann (2003, S. 155) u.a

Vergütungssysteme lassen sich nach dem Grad der Pauschalisierung abgrenzen, dies sagt aus in wie weit die Versorgungsleistungen (medizinische, nichtmedizinische, ambulante, stationäre usw.) in Cluster aggregiert bzw. zusammengefasst werden können. Diese Cluster werden später zur Kalkulation benötigt.[46]

3.2.2.2 Hochpauschalierte Vergütung; Dispositionsspielraum und Risikobeteiligung

Grundsätzlich lassen sich zwei Aspekte festhalten:

1. je höher eine Vergütung pauschaliert ist, desto größer ist der Dispositionsspielraum der so vergüteten Leistungserbringer
2. je höher eine Vergütung pauschaliert ist, desto größer ist der Anteil des finanziellen Risikos, was die LE tragen müssen

Wenn eine pauschale Vergütung für einen größeren Leistungskomplex bestimmt ist, haben die LE mehr Möglichkeiten zur effizienten Faktorenkombination bei der Leistungserstellung. Somit lassen sich Produktivitäts- und Skalenelastizitäten besser ausnutzen und die Produktivität steigern. Durch die vielen Gestaltungsmöglichkeiten können der Gesamtgewinn des DMP und die Einkommen der beteiligten Leistungserbringer verbessert werden. Besonderes Potential hat der Dispositionsspielraum hinsichtlich der Minderung der Transaktionskosten[47]. Je größer der Handlungsspielraum der LE desto geringer können die Transaktionskosten gestaltet werden.

Die Diversifikation der Leistungserstellung hat aufeinander abgestimmte Versorgung zur Folge und schafft weiteres Potential. Gerade im Hinblick auf eine Weiterentwicklung des Behandlungsablaufs lassen sich Qualität (durch Anpassung an die Belange des Patienten) und Wirtschaftlichkeit verbessern. Die höheren Anforderungen an das Finanz- und Netzwerkmanagement müssen bei

[46] Schräder/ Ryll (2002, S. 14-16)

[47] Transaktionskosten = Markttransaktions- und Unternehmenstransaktionskosten. Markttransaktionskosten sind vor allem Vertragskosten wie Such- und Informationskosten, den Verhandlungs- und Entscheidungskosten, den Kosten zur Durchsetzung und Überwachung von Verträgen. Unternehmenstransaktionskosten unterscheiden sich in fixe und variable U.-Kosten. Fixe U.-Kosten entstehen bei Errichtung, Erhaltung und Änderung der Organisationsstruktur, variable U.-Kosten entstehen bei der Übertragung von Gütern (Transporte) innerhalb des Unternehmens. (Schräder/ Ryll [2002, S. 21])

der Vertragserstellung durch höheren Ressourcenverbrauch (Humankapital) und ein starkes Wirtschaftlichkeitsbewusstsein berücksichtigt werden. Die Erweiterung des Versorgungsspektrums durch Integrierte Versorgung in Form von Disease Management setzt voraus, dass, wie schon öfter erwähnt, eine angemessene Beteiligung von Versicherer und Leistungserbringer am Risiko durch eine entsprechende, rationale und faire Vergütung eingeführt wird.[48]

In dieser Arbeit soll sich die Betrachtung auf die Vergütung durch Kopfpauschalen (capitation) fokussieren. Bei Vergütung durch Kopfpauschalen wird das Risiko fast vollständig auf den Leistungserbringer übertragen, denn der LE muss alle eventuell anfallenden Leistungen aus dieser Pauschale bewerkstelligen. Während sich die Tätigkeit der Versicherer auf Beitragseinkassierung, Mitgliederverwaltung, Honorarverhandlungen oder Gestaltung von Verträgen begrenzt, müssen die LE ein internes „Risiko- und Vergütungsmanagement“ entwickeln.[49]

3.2.2.2 Exkurs Kopfpauschale - Capitation

Die Kopfpauschale (engl. capitation) ist die Vergütungsform, welche die höchste Pauschalisierung aufweist.[50] Bei der Vergütung durch Kopfpauschalen wird für den Fall der Erkrankung des Versicherten ein prospektiv kalkulierter Festbetrag pro Versicherten (pro Kopf) vor der Leistungserbringung an die LE entrichtet. Der LE erhält einen festen Betrag pro Monat oder anderen Zeitabschnitt pro Versicherten, für dessen Gesundheitsversorgung er sich vertraglich verpflichtet. Der LE übernimmt das gesamte oder einen Teil des Versicherungsrisikos (Moral Hazard[51] des Versicherten, Morbiditätsrisiko) vom Versicherer.

[48] vgl. Schräder/ Ryll (2002, S. 20-23)

[49] vgl. Schräder/ Ryll (2002, S. 23)

[50] vgl. Schräder/ Ryll (2002, S. 23)

[51] „Moral Hazard sagt aus, dass ‚das Bestehen einer Versicherung die Verhaltensanreize für das Individuum ändert und damit auch die Wahrscheinlichkeiten, mit denendie Versicherungsgesellschaft rechnen muss'.“ (Arrow [1970, S. 142] übersetzt von Breyer/ Zweifel/ Kifmann [1999, S. 208])

Bei der Kalkulation der Pauschale wird ein definierter Umfang der zu erbringenden Leistungen festgelegt. Dies können bestimmte Leistungskomplexe oder alle möglichen anfallenden Leistungen sein. Im Eintrittsfall muss der LE für diese Leistungen, das volle Risiko tragen. Hier wird dann von einer Full Risk Capitation gesprochen.

Der Gesamtgewinn eines DMPs bei der Vergütung durch Kopfpauschalen lässt sich wie folgt berechnen:

Σ aller Kopfpauschalen der eingeschriebenen Patienten

- Σ der Kosten aller erbrachten medizinisch notwendigen Leistungen

- Σ der Kosten aller erbrachten medizinisch nicht notwendigen Leistungen

- Σ der Kosten aller administrativen und sonstigen Leistungen

= Gesamtgewinn des DMPs[52]

Bestimmte risikobehaftete, also kostenintensive oder nicht direkt zum Leistungsspektrum gehörende Leistungen (z.B. Schutzimpfungen) werden aus den Kopfpauschalen herausgenommen, um den LE nicht mit den hohen Kosten zu überfordern oder falsche Anreize zu setzen. Diese Fälle, sog. Carve Outs werden gesondert abgerechnet.[53] Weitere Instrumente des Risk- Protection sind withholds, Risikopoole (capitation pools) und stopp losses.[54]

Die Höhe der Kosten der Leistungen ist von der Versicherungsstruktur abhängig und wird nach Merkmalen der Versicherten wie Alter und Geschlecht unterschieden. Neuere sog. Risk- Adjustment- Modelle lassen Informationen über die Morbiditäten der einzelnen Versicherten mit einfließen. Diese Daten der gesundheitsrelevanten Indikatoren der Lebensqualität (HRQL) sind Grundlage für die Berechnung der Höhe der Kopfpauschale. Auf diese Modelle wird in nachfolgenden Kapiteln (siehe Kapitel 3.2.3) eingegangen.[55]

[52] Wiechmann (2003, S. 156)

[53] vgl. Kongstvedt (1996b, S. 124), vgl. Van de Ven/ Ellis (2000, S. 815)

[54] vgl. Kongstvedt (1996b, S. 130-142)

Die Kopfpauschale setzt gewisse Handlungsanreize für die LE. So werden diese motiviert, effizient zu agieren und nur solche Leistungen zu erbringen bzw. zu veranlassen, die auch real betrachtet notwendig sind. Kopfpauschalen reduzieren Anreize zur ungerechtfertigten und kostentreibenden Mengenexpansion.[56] Die Kontinuität der Patientenbetreuung wird verbessert und die Prävention nimmt einen größeren Stellenwert ein als bei Einzelleistungsvergütung. Die LE versuchen ihren zu behandelnden Patientenstamm so gesund wie möglich zu erhalten, um so Krankenhaus- oder andere kostspielige Behandlungen zu verringern. Diese Handlungen haben unmittelbare positive Auswirkungen auf den Gesamtgewinn der an der Behandlung beteiligten LE. Es gibt bei kopfpauschal vergüteten LE aber auch Tendenzen zur Unterversorgung der Patienten. Diesen kann aber nach Erfahrungen aus den USA durch konsequente Qualitäts- und Servicekontrollen (z.B. durch Publizierung von Qualitätsberichten) entgegengewirkt werden.[57]

Abschließend lässt sich feststellen, dass die Kopfpauschalen eine Vergütungsform sind, die sowohl hinsichtlich der Kosten als auch der Qualität der Versorgung gute Resultate erwarten lässt. Im Hinblick auf die Ziele von Disease Management - Abbau von Über-, Unter- und Fehlversorgung, eine flächendeckende Verbesserung der Versorgungsqualität chronisch Kranker und die Kostenstabilisierung der Versorgung – stellen sie in Folge ihrer positiven Handlungsanreize grundsätzlich eine überzeugende Alternative für die Vergütung von Disease Management Programmen dar.

3.2.3 Grundlagen der Risikoadjustierung

Auch Schräder und Ryll gehen davon aus, dass eine risikoadjustierte Pauschalvergütung „einen fundierten Kompromiss zwischen effizienter Risikoallokation und effizienten Handlungsanreizen in der Integrationsversorgung" darstellt.[58]

[55] vgl. Amelung/ Schumacher (1999, S. 81-83)
[56] Wiechmann (2003, S. 156)
[57] vgl. Amelung/ Schumacher (1999, S. 81-83)
[58] Schräder/ Ryll (2002, S. 24)

Doch bevor auf die Kalkulation solcher Vergütung eingegangen wird, sollen nachfolgend kurz die Grundlagen der Risikoadjustierung dargestellt werden.

Eine früher oft eingesetzte, übliche Methode zur Abschätzung der Kosten von medizinischen Leistungen läuft nach Kipp et al. wie folgt ab:

- Als erstes werden die einzubeziehenden Leistungen definiert, diese werden entsprechend in allgemeingültige, einheitliche Codierungen übertragen. Solche Codierungen werden zu Abrechnungsrechnungszwecken in Gesundheitseinrichtungen erhoben. Sie sind ähnlich den in Deutschland gebräuchlichen Diagnosis Related Groups (DRG´s), welche seit 2004 als Grundlage für verbindliche Fall- Preise zur Vergütung in Krankenhäusern eingesetzt werden.

- Als zweites sind die jeweiligen (Stück-) Kosten pro Leistung zu ermitteln

- Dann muss die Frequenz des erwarteten Austretens jeder einzelnen Leistung bestimmt werden. Diese lässt sich üblicherweise aus Daten gewinnen, welche die Gesamtheit aller Leistungen für eine definierte Population über einen bestimmten Zeitraum repräsentieren.

- Wenn man den Betrag der (Stück-) Kosten pro Leistung mit der erwarteten Frequenz pro Leistung multipliziert, erhält man durch Summierung der Produkte die Gesamtkosten (total cost).[59]

Bei dieser Methode werden nur die Leistungen an sich berücksichtigt und nicht die Personen für den sie bestimmt sind. Der Patient wird bei diesem Ansatz völlig vernachlässigt, obwohl sein Gesundheitszustand zu Leistungen im Gesundheitswesen anregt. Um diesen Mangel auszugleichen wurden morbiditätsbasierte pauschale Vergütungsformen entwickelt. Welche explizit den Zustand der Gesundheit des zukünftig zu behandelnden Patienten berücksichtigen.

Ziele der Risikoadjustierung sind die Reduzierung der Wahrscheinlichkeit von Verlusten und der Anreize zur Versichertenselektion durch die LE. Bei einer an der Morbidität orientierten Vergütung ist davon auszugehen, dass die entrichten Beträge ungefähr die Kosten der LE widerspiegeln. Somit ist das Risiko eines Verlustes stark verringert. Beim sog. „Cream Skimming“ oder „Bevorzugten Risikoselektion" versucht der LE sich die profitablen Patienten zu behalten und die weniger profitablen an andere LE abzuschieben.[60] Hinsichtlich dieser Selektion von „guten" und „schlechten" Patienten durch die LE besteht bei risikoadjustierter Vergütung keine Veranlassung. Denn für einen vermeintlich gesünderen Patienten erhalten sie weniger Geld als für einen kranken Patienten. Für den letzteren müssen sie aber höchstwahrscheinlich auch mehr Geld für die Versorgung ausgeben. Somit ist der einzig wirklich sinnvolle Schluss, die entsprechende Versorgung so effizient zu gestalten, dass ein Gewinn für die LE übrig bleibt.

Das Grundprinzip der morbiditätsadjustierten Kopfpauschalenberechnung ist die Identifikation und Gewichtung von Morbiditätskriterien. Durch deren Bestimmung im Basisjahr lassen sich die Beträge der Versorgungskosten für die nachfolgenden Jahre schätzen. Mit diesen Morbiditätskriterien lassen sich die Versicherten verschiedenen Klassen zuteilen. Diese müssen für aussagekräftige Resultate noch entsprechend ihrer Schwere der Erkrankung gewichtet werden. Es gibt bisher zwei Arten der Gewichtung der Morbiditätskriterien. Bei der ersten, dem sog. Zell- oder Aktuarieller Ansatz, werden den gebildeten Klassen die jeweiligen durchschnittlichen Kosten der darin zusammengefassten Versicherten zugeordnet. Beim Regressionsansatz wird die Pauschale durch Zuordnung von, an die Morbiditätsfaktoren gekoppelte, Zuschlagsfaktoren angemessenen an den Gesundheitszustand angepasst. Zur Beurteilung der Aussagekraft werden die entstehenden Schätzwerte – die individuellen Versorgungskosten – nachträglich mit den Istwerten – den für den bestimmten Kalkulationsraum real entstandenen Kosten – verglichen. In der Literatur wird als Berechnungsinstrument der Bestimmungskoeffizient $\mathbf{R^2}$ verwendet.[61] Dieser dividiert die Erklärte Varianz[62] durch die Gesamtvarianz[63].

[59] vgl. Kipp et al. (1997, S. 96-97)

[60] vgl. Van de Ven/ Ellis (2000, S. 773-774)

[61] vgl. Van de Ven/ Ellis (2000, S. 790-793); vgl. Wiechmann (2003, S. 173-175)

[62] Erklärte Varianz = Summe der quadratische Abweichung der geschätzten individuellen Versorgungskosten vom Mittelwert der tatsächlich entstandenen Kosten

[63] Gesamtvarianz = Summe der quadratische Abweichung der tatsächlich entstandenen Versorgungskosten vom Mittelwert der Kosten

Der Bestimmungsfaktor **R^2**:

$$R^2 = \frac{\text{Erklärte Varianz}}{\text{Gesamtvarianz}}$$

Nach Wiechmann sollten nach Möglichkeit folgende Morbiditätsfaktoren in der Anpassung berücksichtigt werden:

- Alter und Geschlecht
- Frühere Vorsorgekosten
- Vorerkrankungen und Diagnosen
- Frühere Krankenhausaufenthalte
- Arzneimittelverschreibungen[64]

Die Modelle der Risikoadjustierung lassen sich in einfache und diagnosebasierte Modelle unterscheiden. Die einfachen, auf demographischen Merkmale wie Alter und Geschlecht basierend, sich relativ einfach zu berechnen und bedürfen geringen Aufwand zur Verwaltung. Aber ihre Genauigkeit in der Repräsentation der Kosten ist sehr gering. Alter und Geschlecht können je nach Modell maximal 4% der realen Kostenverteilung darstellen. Diese Merkmale haben für sich alleine genommen keine große Relevanz bei Vorhersage hoher Kosten. Sie sind nur dann als Berechnungsalternative anzusehen, wenn die Bewertungsgröße, d.h. die Anzahl der Versicherten deren Kosten prognostiziert werden sollen, sehr groß, mehrere Millionen Personen, ist. Bei Beachtung der „früheren Versorgungskosten konnte das Ergebnis schon auf mehr als 10%ige Vorhersage der realen Kosten erhöht werden.[65] Wohin gegen nur das Merkmal der „früheren Krankenhausaufenthalte“ schon bis zu 12% der realen Kosten prognostizieren kann.[66] Daher ist gerade für kleinere Versichertenpopulationen, wie sie häufig in Integrierten Versorgungsformen vorkommen, eine differenzier-

[64] Wiechmann (2003, S. 174-175)

[65] vgl. Van Vliet (1992, S. 184) u. Lamers (1996, S. 557) zit. nach Wiechmann (2003, S. 174)

[66] vgl. Wiechmann (2003, S. 170-182)

tere Methode anzuwenden. Diese sind die diagnosebasierten Modelle, welche mehrere oder alle der oben genannten Morbiditätsfaktoren berücksichtigen.

3.2.4 Diagnose- Basierte Modelle der Risikoadjustierung

3.2.4.1 ACG- Modelle

ACG- Modell (**A**djusted **C**lincal **G**roup) wurde von Weiner & Dobson et al. in Baltimore (USA) entwickelt.[67] Grundlage ist die Diagnosenklassifikation der WHO ICD-9-CM (ICD = International Classification of Disease, CM = Clincal Modification). Die Kodierung nach ICD-9-CM weicht von dem auch in Deutschland verwendeten ICD-9 Code ab. Dieser Umstand erschwert die Übertragbarkeit ins deutsche System zusätzlich. Beim ICD-9- und ICD-9-CM- Code wird jede Diagnose entsprechend mit Buchstaben und Zahlen versehen.

ACG ist eine Versichertenklassifikation mit sich wechselseitig ausschließenden Kategorien für den Gesundheitszustand eines Versicherten. Die Kategorien basieren Daten zu Diagnosen, Alter und Geschlecht. ACGs betrachten die vielfach zusammenhängenden Morbiditätsgeschehen, um eine gute Vorhersage- und Erklärungsbasis für die medizinisch notwendige Versorgung und den Ressourcenverbrauch zu schaffen. Die Klassifizierung der Versicherten zu den Adjusted Clinical Groups erfolgt in einem sich über mehrere Schritte erstreckenden Prozess. Als erstes werden die ca. 14.000 ICD-9-CM Codierungen zu 32 Diagnosegruppen – den Ambulatory Diagnosis Groups (ADGs) zusammengefasst. Behandlungsaufwendige Erkrankungen werden bei den ADGs gesondert hervorgehoben. Die nachfolgenden fünf Dimensionen bilden die Grundlage für die ADGs:

1. Dauer der Erkrankung (akut, wiederkehrend, chronisch)
2. Schwere der Erkrankung (schwer – weniger schwer; stabil – instabil)
3. Sicherheit der Diagnose (sicher – unsicher)

[67] vgl. Weiner & Dobson et al. (1996)

4. Äthiologie (Abbildung der medizinischen Probleme; wie Verletzung, Neubildung u.a.)
5. Erfordernis von Spezialbehandlungen (unwahrscheinlich, möglich, wahrscheinlich – Second Opinion des Facharztes)

Theoretisch ließen sich 4,3 Milliarden Kombinationen von ACGs bei einem Versichertem feststellen. Diese sehr große Zahl wurde durch Hinzunahme weiterer Daten wie Alter, Geschlecht, Wichtigkeit und Anzahl der ADGs und der Entwicklung neuer sich ausschließender Gruppen (eben den ACGs) verringert. Jeder Versicherte lässt sich nach dieser Modifikation genau einer ACGs (Anzahl je nach Modell 53-93 ACG) zuordnen. Den ACGs ist je eine durchschnittliche Kopfpauschale der erwarteten Behandlungskosten zugeteilt.[68]

3.2.4.2 DCG/ HCC - Modelle

Das ursprüngliche Modell der DCGs wurde von Ash et al. (1989) in Bosten (USA) entwickelt. Es basierte auf stationären Diagnoseinformationen des Basisjahres, um die Pro-Kopf-Ausgaben für das nächste Jahr zu prognostizieren. Hierbei wurde die etwa 800 ICD-9-CM Codes unter Betrachtung medizinischer Aspekte zu 78 Hauptgruppen (DXGROUPs) zusammengefasst. Unter Einbezug der durchschnittlichen Versorgungskosten wurden diese diagnostischen Hauptgruppen zu den 10 **D**iagnostic **C**ost **G**roups (DCGs) aggregiert. Die Zuordnung erfolgte unter Berücksichtigung von Diagnosen, Alter, Geschlecht. Jeder Versicherte lässt sich einer der 10 Gruppen zuordnen. Jede Kostengruppe entspricht einem bestimmten Betrag einer Kopfpauschale oder eines relativen Zuschlagsfaktors. Da die DCGs in Folge der stationären Daten auf die Gesamtkosten der Gesundheitsversorgung des nächsten Jahres schließen, wurde ihre Vorhersagekraft kritisiert[69] und daraufhin wurden neue angepasste Modelle wie PIP-DCGs (Principal Inpatient- DCGs), AD- DCGs (All- Diagnoses- DCGs) und EDCGs (Extended- DCGs) entwickelt.[70]

[68] vgl. Weinert (1996, S. 86ff) zit. n. Wiechmann (2003, S.183); vgl. van de Ven/ Ellis (2000, S. 798-802)

[69] vgl. van de Ven (1994, S. 122ff), zit. nach Wiechmann (2003, S. 183-184)

[70] vgl. Ash et al. (1989, S. 17-29), zit. nach Schräder/ Ryll (2002, S. 38); vgl. Van de Ven/ Ellis (2000, S. 798-802)

Um die Vorhersagekraft noch weiter zu verbessern, wird in den USA ab 2004 auf das HCC-Modell umgestellt. HCC wurde im Jahre 1996 und 1998 als „Hierarchical Condition Categories“ entwickelt. Sie sind eine Weiterentwicklung der DCG- Modelle, welche sowohl stationäre Diagnosen, Alter, Geschlecht als auch Behandlungs- und Folgekosten von Komorbiditäten berücksichtigen und somit ihre Prognosefähigkeit verbessern. Die Patienten werden entsprechend ihrem nach Schweregraden eingeteilten Einschränkungen des Gesundheitszustands einer Kategorie zugeordnet. Das HCC- Modell stellt erstmals alle 14.000 ICD-9-CM Codes in 820 DXGROUPs dar. Diese DXGROUPs werden im Gegensatz zum ACG- Modell direkt ohne weitere Zwischenschritte und ohne Inanspruchnahme weiterer Kategorien zu 184 Condition Categories (CCs) gebildet. Durch medizinische Abgrenzung des Zustands der Gesundheit bleiben 30 Aggregated Condition Categories (ACCs) und diese werden den HCC zugeordnet.

Die multiplen Erkrankungen eines Patienten können in mehreren HCC dargestellt werden. Der Betrag der Pauschale entsteht durch die Aufsummierung eines Grundbetrags (von Alter und Geschlecht abhängig) plus die entsprechenden HCC Kostengewichte. Weil nur die ausgabenintensivste Diagnose einbezogen wird, werden die Diagnosesteller nicht angereizt unnötig viele Diagnosen aufzustellen. Upcoding – das Aufwerten der Behandlungsfalls durch Diagnosestellung von nicht vorhandenen Erkrankungen wird aufgrund der Konstruktionen der HCC unterbunden. Die Prognosefähigkeit realer Kosten ist der der ACGs besonders bei kostenintensiven Fällen überlegen.[71]

3.2.5 Fazit - Risikoadjustierte Vergütung und Disease Management

Nach Kipp´s Meinung ist der Charakter des Behandlungskosten- Risikos im Vergleich zu Risiken anderer Managed Care- Konzepte für eine bestimmte chronische Erkrankung etwas Einzigartiges. Daher sind auch andere Ansätze zur Nutzung der Verlaufsdaten notwendig. Die Merkmale der Patienten- Basis des DMPs sind homogen in Bezug auf die Erkrankung. Denn es werden nur

[71] vgl. Ash/ Byrne- Logan (1998), zit. nach Schräder/ Ryll (2002, S. 41)

solche Patienten teilnehmen dürfen, welche bestimmte Voraussetzungen/ Merkmale erfüllen. Bei DM gibt es nur eine Gruppe von Patienten und das ist die, die erkrankt ist. Es gibt in diesem Sinne keine kostentreibenden (Schwerer-krankte) oder gewinnbringenden Personen (Gesunde) wie es in anderen amerikanischen Modellen zur allgemeinen Versorgung (z.B. Physician Primary Care) der Fall ist. Das bedeutet, dass der primäre Faktor des Behandlungsrisikos dem Charakter der Erkrankung bzw. der Patientengruppe entspricht.[72]

Aus diesem Aspekt schlussfolgernd, dürfte also eine im Betrag einheitliche Pauschale für alle am DMP Beteiligten ausreichend sein. Dagegen zuhalten ist aber, dass es doch erhebliche Unterschiede in der Ausprägung der chronischen Erkrankung geben kann. So ist bspw. ein Asthmatiker im Frühstadium sicher leichter bzw. weniger kostspielig behandelbar als ein Asthmatiker in fortgeschrittenem Stadium der Erkrankung, welcher fast regelmäßig aufgrund lebensgefährlicher Atemstörungen ins Krankhaus eingeliefert werden muss. Auch bei Versicherten im DMP kann es in Abhängigkeit der jeweiligen Gesundheitszustände zu großen Differenzen in den Pro-Kopf-Ausgaben kommen, so dass auch hier eine auf Morbiditätsfaktoren basierende Pauschalvergütung eingesetzt werden sollte.

Gute Aussagekraft haben Kalkulationsmodelle, wenn die Prognosen mit den zukünftigen Versorgungskosten sehr gut korrelieren. Für chronische Erkrankungen (z.B. Asthma oder Diabetes mellitus) gilt, dass über einen längeren Zeitraum mit konstanten überdurchschnittlichen Kosten zu rechnen ist. Dies bedeutet, dass sich auf retrospektive Daten aus der Vergangenheit gestützt werden kann. Somit spielen die Merkmale frühere Vorsorgekosten, Vorerkrankungen und Diagnosen, frühere Krankenhausaufenthalte und Arzneimittelverschreibungen eine wichtige Rolle in der Kalkulation der Höhe der Pauschale. Im Zusammenhang mit Arzneimittelverschreibungen und deren Relevanz bei chronisch Erkrankten ist zu bemerken, dass Arzneimittel bei der Behandlung eben dieser Personen eine herausragende Rolle spielen. Daher muss auf die PCGs

[72] vgl. Kipp et al. (1997, S. 96)

(Pharmaceutical Cost Groups) hingewiesen werden, welche das Merkmal der Arzneimittelverschreibung berücksichtigen und verbesserte Ergebnisse liefern.[73]

Die diagnosebezogene Adjustierung von Kopfpauschalen ist keine einfache Aufgabe, was leicht an der Darstellung im vorigen Kapitel zu erkennen ist. Besonders die DCG- und HCC- Modelle konnten aufgrund der Berücksichtigung mehrerer Morbiditätsmerkmale nur andeutungsweise vorgestellt werden und lassen den eigentlichen Umfang der Planung und Umsetzung in die Praxis nur erahnen. Hier wird sich die Frage gestellt, ob sich der Aufwand überhaupt lohnt? Dies ist abhängig von den Zielen des Versorgungssystems und führt uns zum Beginn dieser Ausführungen – zu den Zielen des Disease Managements zurück. DM soll die kontinuierliche, evidenzbasierte Versorgung von Patienten mit chronischen Erkrankungen systematisch, sektorenübergreifend und populationsbezogen ermöglichen.

Den oben gegebenen Erklärungen (Kapitel 3) folgend ist die Kopfpauschale die einzige Vergütung, welche diagnosebezogen kalkulierbar ist, einen Großteil des Risiko beim Versicherer und einen großen Handlungsspielraum für eine kontinuierliche, integrierte und effiziente Erstellung der Leistungen lässt.[74]

Übertragbarkeit der amerikanischen Modelle ins deutsche System ist aufgrund der verschiedenen Klassifikationssysteme (ICD-9-CM in USA und ICD-9 bzw. ICD-10 in Dtl.) und anderer Strukturen bei den Gesundheitsausgaben nur eingeschränkt möglich. Nach Wiechmann ist es notwendig, deutschlandspezifische Kalkulationsmodelle auf Basis der ACGs oder DCGs zu entwickeln.[75]

Ein großes Hemmnis stellt die in Deutschland vorherrschende Datenlage dar. Momentan ist es nicht möglich relevante, die gesamte Behandlung der Patienten umfassende Daten von den Gesetzlichen Krankenkassen zu erhalten, um personenbezogene Kalkulationen vorzunehmen. Der Grund hierfür liegt in der

[73] vgl. Van de Ven/ Ellis (2000, S. 802-803)

[74] vgl. Schräder/ Ryll (2002, S.43-44)

Zweitteilung der Struktur des Gesundheitswesens. Die GKV verfügt nur über krankenhaus- und personenbezogene Daten. Wohingegen die Daten der ambulanten Versorgung bei den Kassenärztlichen Vereinigungen zu finden sind, welche der GKV nur anonymisierte Datenbestände überlassen. Die Zusammenführung dieser verschiedenen Datensätze ist nur unter Berücksichtigung der Datenschutzrechte möglich und so mit immensen Aufwendungen verbunden. Verwendbare Daten zur Kalkulation liegen derzeit nur bei Privaten Krankenversicherungen vor. Aber diese sind nur für Probekalkulationen geeignet, denn es muss gefragt werden, in wie weit sie in Folge des relativ kleinen Anteils am gesamten Versichertenstamm, den der Gesamtheit (der GKV) und im speziellen den der chronisch Erkrankten für DMP repräsentieren können.

Es besteht großer Forschungsbedarf und es muss großer Aufwand betrieben werden, um die Kalkulationsmodelle mit deutschen Daten zu versehen und für die hier verwendeten Klassifikationssysteme diagnosebasierte Vergütungsmodelle zu entwickeln.

[75] vgl. Wiechmann (2003, S. 184)

4 Kostensteuerung nach Vertragsabschluss

Nach dem geklärt ist, nach welcher gesetzlichen Grundlage der DM- Vertrag zu schließen ist, auf welcher Basis die Vergütung erfolgen sollte und was allgemein zu berücksichtigen ist, wird im nachfolgenden Teil auf die Kostensteuerungs- und die Evaluationsinstrumente eingegangen. Der Kreislauf des DMs soll erklärend deren Zusammenhänge abbilden.

4.1 Kreislauf des Disease Managements

Disease Management steuert die Versorgung von bestimmten Erkrankungen und kann als ein Kreislauf dargestellt werden.

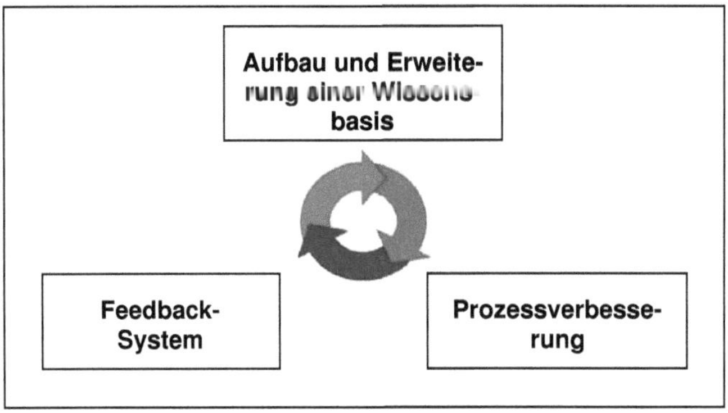

Abb. 2: Kreislauf des Disease Managements [In Anlehnung an Neuffer (1997, S. 153) und Amelung/ Schumacher (1999, S. 124)]

Beim Aufbau der Wissensbasis müssen alle verfügbaren Daten wie Kostenstruktur, Behandlungsabläufe und –ergebnisse der zu versorgenden Erkrankung ermittelt werden. Mit Hilfe von Evaluierungs- und Forschungsstudien, welche Effektivitäten von Präventions- und Behandlungsmethoden beurteilen, lassen relevante Daten finden. Mit dem Wissen über Behandlungsabläufe, kritischer Schnittstellen und Patientengruppen lassen sich Versorgungsstandards und sog. Guidelines entwickeln. Guidelines können zu klinischen Behandlungspfaden (clinical oder critical pathways) zusammengefasst werden, welche die Behandlung interdisziplinär koordinieren. Klinische Behandlungspfade lassen sich mit Hilfe von Manualen (z.B. Flussdiagramm) oder der Zusammenfassung der bedeutsamsten Behandlungsempfehlungen (z.B. Checklisten) in die tägliche Praxis einführen. Zur Prozessverbesserung kann die Einhaltung dieser Guideslines durch interne Vergütungsanreize positiv beeinflusst werden.

Die letzte Phase des DMs ist die Feedback- Phase, in welcher die durchgeführten Maßnahmen evaluiert bzw. ausgewertet werden. Hier wird noch mal die große Bedeutung eines differenzierten Daten- und Informationsmanagements deutlich. Ohne die kontinuierliche Erfassung der klinischen und ökonomischen Ergebnisse und deren Determinanten lässt sich ein Disease Management Programm nicht effizient durchführen. Wichtige Ergebnisse sind Prozessvariablen wie regelmäßige Kontrollen der Einhaltung der Behandlungspfade oder Patientenberatungen, welche mit gesundheitsbezogenen Indikatoren verglichen werden können, um Rückschlüsse für die Optimierung des Behandlungsprozesses zu ziehen. Solche Optimierungsmaßnahmen sind bspw. das Eliminieren von ineffizienten Teilen der Behandlung, die Implementierung von neuen oder bestehenden, aber verbesserten Elementen. Je schneller dieser Prozess von der Planung, über die Durchführung zur Evaluation erfolgt und von neuem beginnt, umso besser kann sich auf neue externe (bspw. gesetzliche Vorgaben, manifeste Veränderung des Krankheitsverlaufes) und interne (z.B. veränderte Zielvorgaben, neue Behandlungsmethoden) Veränderungen eingestellt werden.[76]

4.2 Instrumente der Kostensteuerung im DM

Nach Neuffer ist das Disease Management eine systematische Kombination von bestimmten Managed Care Konzepten.[77] Daher sollen nachfolgend die wichtigsten Instrumente aufgezeigt werden.

[76] vgl. Amelung/ Schumacher (1999, S. 124-127)

[77] Neuffer (1997, S. 183)

4.2.1 Guidelines

Guidelinies sind unter vielen Bezeichnungen bekannt. Im englischen Sprachraum werden clinical oder critical pathway und in der deutschen Sprache Richtlinie, Leitlinie oder Empfehlung gebraucht. Zweck der Guidelines ist die Standardisierung medizinischer Leistungserstellung. Es werden Fallentscheidungen durch generelle Entscheidungen ersetzt. Es lassen sich grob zwei Arten von Guidelines unterscheiden. Dies ist zum einen die publizierte Guideline, welche meistens von Institutionen mit öffentlichem Charakter herausgegeben wird. Und zum zweiten sind es betriebsinterne Leitlinien, die der Organisation der Leistungsersteller Wettbewerbsvorteile gegenüber Konkurrenten bieten. Dies sind große Betriebsgeheimnisse und werden nicht veröffentlich. Guidelines sind grundlegende Elemente von Managed Care und der Beziehung zwischen LE und der MCO (Organisation der DM- Anbieter). Ziele sind die Entwicklung von kostenoptimalen Behandlungsformen durch die Standardisierung bzw. Festlegung von Menge und Umfang der Leistungen. Sie eignen sich für Erkrankungen, die gut standardisiert werden können, und zur Standardisierung von Behandlungsformen, bei denen es große Unterschiede in Kosten und Qualität gibt. Bei Pauschalvergütung entsteht hinsichtlich der Erstellung kein finanzielles Interesse auf Seiten des Leistungsfinanzierers, in diesem Fall übernehmen Guidelines qualitätssichernde Funktionen.[78]

4.2.2 Utilization Review und Utilization Management

Utilization Review ist der unmittelbare Eingriff in Art und Umfang der Leistungserstellung. Es betrachtet die Angemessenheit bei individuellen Fällen und ist somit ein Instrument der Kostenkontrolle und Steuerung.[79]

Das Utilization Management entspricht mehr dem Benchmarking. Es betrachtet nicht fallweise, sondern die gesamten Leistungen des Arztes und vergleich sie mit den der besten Ärzte. Beide – Review und Management – sind Instrumente

[78] vgl. Amelung / Schumacher (1999, S. 106-111)

[79] vgl. Arnold et al. (1997, S. 365); vgl. Amelung/Schumacher (1999, S. 139), vgl. Mühlbacher (2002, S. 139-141)

der retrospektiven Kontrolle, von denen mehrere Formen (z.B. Peer Review) existieren.

Insbesondere das Utilization Review ist ein wesentlicher Faktor im Managed Care Umfeld, weil es stark in die Entscheidungen der LE eingreift und somit nachhaltige Veränderungen bei der Erstellung bewirkt. Nur das Wissen kontrolliert zu werden, führt schon zu Verhaltensänderungen der Leistungserbringer.[80]

4.2.3 Qualitätsmanagement

Ziel des Qualitätsmanagements ist die Förderung der Qualität durch Anreizsystem und Organisationsmodelle. Das Qualitätsmanagement lässt sich üblicherweise wie folgt einteilen:

1. Identifizierung von Qualitätsanforderungen
2. Messung und vergleichende Beurteilung von Qualitätsplanung
3. Qualitätskontrolle und –sicherung
4. Implementierung und Evaluation

Anhand dieser Kategorien soll kurz auf den Regelkreis des Qualitätsmanagements eingegangen werden. Bei der Identifizierung von Qualitätsanforderungen wird versucht die Bedürfnisse der Kunden zu erkennen, um eine gute Ausgangslage für die Qualitätsplanung zu erhalten. Beschwerdemanagement und Kundenbefragungen sind einige Beispiele für die Methoden der Bedürfnisermittlung. Es sind drei Typen von Kunden zu unterscheiden, die LE mit denen Verträge bestehen, die Leistungsfinanzierer (z.B. Krankenkassen) und Patienten und interne Kunden. Der nächste Schritt ist die Entwicklung eines Qualitätsindikatorsystems. Über Prozess- oder Outcome- Forschung lassen sich durch den Vergleich von eignen Indikatorwerten mit den der besten Qualitätsmessungen vornehmen. Instrumente mit verschiedenen Einsatzmöglichkeiten sind Appropriateness Review, Peer Review, Outcomes Assessment, Benchmarking und andere. Auf diesen Ergebnissen aufbauend wird ein Qualitätssicherungs- und -

kontrollsystem geschaffen. Qualitätszirkel, Audits, Tracer, Statistische Qualitätskontrollen, Analyse der Qualitätskosen (cost of quality- analysis) und Profiling sind geeignete und verwendete Instrumente. Anschließend werden die Veränderungen zur Verbesserung der Qualität in den aktuellen Qualitätsmanagement- Prozess implementiert.[81]

Bei der Beurteilung lässt sich positiv feststellen, dass effektives Qualitätsmanagement Vorteile gegenüber den Konkurrenten schafft und die Kunden und LE hinsichtlich ihrer Zielsetzung und Verständnisses von Qualität zufrieden gestellt werden können. Der Aufbau und der Unterhalt von Qualitätsmanagement- Systemen ist mit hohen Investitionen in den IT- Bereich und hohen administrativen Kosten verbunden. Demgegenüber bietet Qualitätsmanagement großen Spielraum für die Wahl von Vertragspartner und verringert das Risiko für die LE.[82]

4.3 Evaluationsverfahren

Eine Evaluation ist eine umfassende Messung und Bewertung der Nutzen und Kosten von Gesundheitstechnologien. Der Begriff Gesundheitstechnologie umfasst alle nachfolgenden Prozesse und Produkte:

- Programme zur Prävention und Früherkennung
- Medizinische Verfahren zur Behandlung bestimmter Erkrankungen
- Medikamente, medizinisch- technische Diagnose- und Therapiegeräte und andere Medizinprodukte
- Medizinische Versorgung in alternativen Organisationsformen
- Neue Organisationsformen (neuer LE)
- Neue Steuerungsinstrumente (guidelines)
- Informationstechnologien (Telemedizin)

Die Evaluationsverfahren lassen sich in ökonomische Evaluationsverfahren, Verfahren zur evidenzbasierten Medizin, Outcome – Forschung und Health

[80] vgl. Amelung/ Schumacher (1999, S. 139-145)
[81] vgl. Amelung/ Schumacher (1999, S. 146-157)
[82] vgl. Amelung/ Schumacher (1999, S. 157)

Technology Assessment unterscheiden. Die einzelnen Verfahren sollen hier kurz dargestellt werden.

Bei den Ökonomischen Evaluationsverfahren werden die Auswirkungen (Outcomes) einer der oben genannten Gesundheitstechnologien, z.B. Erhöhung der Lebenserwartung, mit den Kosten verglichen. Dies erfolgt normalerweise aus volkswirtschaftlicher Perspektive, muss sich aber aufgrund praktischer Gegebenheiten auf betriebsspezifische Sicht einschränken. Auf Unternehmensebene wird aus den ökonomischen Verfahren eine betriebswirtschaftliche Rentabilitätsrechnung. Bekannte Analyseformen sind die Kosten- Effektivitäts- Analyse, die Kosten- Nutzen- Analyse, Kosten- Nutzwert- Analyse und die Analyse der Sensitivität.[83]

Bei der Evidenzbasierten Medizin wird darauf geachtet, dass die klinische Versorgung wissenschaftliche Erkenntnisse nutzt. Über Meta-Analysen - Auswertung einzelner Studien mit statistischen Mitteln – und unter Einbeziehung von medizinischen Datenbanken (wie medline) wird evidenzbasierte Information identifiziert. Danach wird die Evidenz der Informationen mit Hilfe von randomisierten kontrollierten Studien überprüft. Abschließend ist zu kontrollieren, ob die Studienergebnisse auf den Einzelfall übertragbar sind. Entsprechend erzeugte Informationen können in guidelines einfließen.[84]

Die Outcome- Forschung untersucht die Effektivität der Gesundheitstechnologie unter Alltagsbedingungen. Untersucht werden Organisation und Ablauf der Versorgung, wobei die Bedürfnisse der Patienten stark berücksichtigt werden. Outcome- Forschung schafft Informationen, die hauptsächlich vom Qualitätsmanagement und vom Disease Management genutzt werden.[85]

Die Bewertung von direkten und indirekten Wirkungen einer Gesundheitstechnologie ist die Aufgabe des Health Technology Assessment (HTA). HTA bewer-

[83] vgl. Amelung/ Schumacher (1999, S. 158-168)

[84] vgl. Amelung/ Schumacher (1999, S. 168-170)

tet nicht nur die Effektivität und Kosten, sondern untersucht auch die gesellschaftlichen, ethischen und rechtlichen Effekte der einzelnen Gesundheitstechnologien. Dies ist ein umfassender Ansatz, welche mehrere Instrumente der oben genannten Verfahren einschließt und sich in der praktischen Umsetzung die Einschätzung von Medizintechnologien fokussiert hat. [86]

[85] vgl. Amelung/ Schumacher (1999, S. 168-170); vgl Arnold et al. (1997, S. 364)
[86] vgl. Amelung/ Schumacher (1999, S. 173-175)

5 Zusammenfassung und Ausblick

Bei Bearbeitung dieser Themenstellung ist deutlich geworden, welche tragende Rolle die Risiko- und Kostensteuerung für die Existenzfähigkeit eines Disease Management Programms innehat. Im Besonderen ist die Vergütung hervorzuheben. Sie setzt die meisten und wirksamsten Anreize in Bezug auf das erwünschte Verhalten der jeweiligen Vertragspartner. Wie es sich herauskristallisiert hat, bilden risikoadjustierte Kopfpauschalen eine gute Grundlage für eine anreizintensive und doch risikoausbalancierte Vergütung. Unter heutigen Bedingungen ist sie in Deutschland aufgrund der wenig aussagekräftigen Datenbestände noch nicht voll realisierbar. Doch stimmt der Blick in die Zukunft den Betrachter hoffnungsvoll. Erste große Schritte zu liberaleren Rechtsvorgaben wurde mit Schaffung den Artikeln zur Integrierten Versorgung und Disease Management geschaffen und weitere zur Feinabstimmung werden sicher folgen. Die Kluft zwischen den Sektoren des Gesundheitssystems wird bei konsequenter Umsetzung der beiden Modelle viel kleiner werden.

Primäres Ziel eines Disease Management- Unternehmens ist der Aufbau eines Wissenspool, um die gesamten Informationen und Daten verfügbar zu machen, welche für Disease Management notwendig sind. Dies beinhaltet, dass nicht nur die harten Fakten (Behandlungsabläufe, Kosten pro Kopf pro Monat) sondern auch Softskills wie der Umgang den neuen Vertragspartner und Kunden spielt ein entscheidende Rolle, um das Disease Management marketing- technisch gut aufzustellen. Dies ist notwendig, um Hemmnisse und Schranken, welche gegenüber neuen Projekten in der Regel sehr hoch sind, abzubauen.

Nochmals sei auf die Bedeutung einer besseren bzw. einheitlichen Datenlage verwiesen. Ein DM- Unternehmen kann theoretisch selbst Daten zur Kalkulation erheben, aber hier sollten seitens des Gesetzgebers einige Verbesserungen angestrebt werden, um einheitliche Grundlagen zur Berechnung von Pauschalen zu gewährleisten. Aufgrund der wenigen Erfahrungen mit DM und Integrierter Versorgung in Deutschland müssen häufig amerikanische Erkenntnisse herhalten und versuchsweise in deutsche Verhältnisse übertragen werden. Die Wahrscheinlichkeit, dass diese Übertragung Fehler beinhaltet, ist immer gegeben. Denn beide Gesundheitssysteme sind in ihren Strukturen sehr komplex und differenzieren sich sehr von einander. Deshalb ist es notwendig eigene deutschlandspezifische Datenquellen zu erschließen. Es besteht großer Forschungsbedarf hinsichtlich der Anpassung der morbiditätsbezogenen Kalkulationsmodelle an deutsche Verhältnisse.

Ein Disease Management Programm kann nur erfolgreich sein, wenn es eine qualitativ gute Versorgung bietet.[87] Mit den Möglichkeiten, der pauschalen Vergütung, des selektiven Kontrahierens, dem Einsatz von Guidelines, Reviews, eines Qualitätsmanagements und ökonomischer Evaluationsverfahren wie Kosten-Nutzen-Analysen und weiteren Instrumenten zuzüglich eines großen Handlungsspielraums sollte es dem Disease Management möglich sein eine optimale, auf die Bedürfnisse der betroffenen Personen abgestimmte, effiziente und qualitativ ansprechende Versorgung von chronisch erkrankten Personen zu gewährleisten.

Meiner Meinung nach steckt in ihnen großes Potential die Versorgung bestimmter jetzt benachteiligter Personengruppen zu optimieren. Die Zukunft wird zeigen in wie weit sich die Disease Management Programme und die Integrierte Versorgung durchsetzen und etablieren können.

[87] vgl. Baldwin (1999, S. 53)

Literaturverzeichnis

Ahlbeck, H. (1997): Abnehmende Finanzierungsmöglichkeiten und alternative Verwendungsnotwendigkeiten knapper Mittel. In: Arnold, M.; Lauterbach, K.W.; Preuß, K.-J. (Hrsg.) (1997): Managed Care. Ursachen, Prinzipien, Formen und Effekte. Schattauer: Stuttgart und New York. S. 93-104

Amelung, V.E. & Schumacher, H. (1999): Managed Care. Neue Wege im Gesundheitsmanagement. 2. Aufl. Gabler: Wiesbaden.

Arnold, M.; Lauterbach, K.W.; Preuß, K.-J. (Hrsg.) (1997): Managed Care. Ursachen, Prinzipien, Formen und Effekte. Schattauer: Stuttgart und New York.

Arrow, K.J. (1970): Essays in the Theory of Risk-Bearing. North Holland: Amsterdam.

Ash, A.S. et al. (1989): Adjusting Medicare capitation payments using prior hospitalization data. In: Health Care Financing Review. Ausg. 10 (4). S. 17-29

Ash, A.S. & Byrne- Logan, S. (1998): How well do Models Work? Predicting Health Care Costs. Proceedings of the Section on Statistics in Epidemiology. American Statistical Association. S. 42-49

Baldwin, A.L. (1999): Financial and Risk Consideration for Successful Disease Management Programs. In: Managed Care Magazine. Nov. 1999. S. 52-65 od. URL: www.managedcaremag.com/archives/9911/9911.cancer_dm.html [Stand: 14.12.03]

Berk, M. & Monheit, A. (1992): The concentration of health expenditures. An update. In: Health Affairs. Ausg. 11. S. 145-149

Braun, W. & Schaltenbrand, R (Hrsg.) (1996): Qualitätssicherung, Pharmakoökonomie und Disease Management. Berichtsband zum 3. Symposium. Universitätsverlag Witten-Herdecke: Witten.

Breyer, F.; Zweifel, P.S. & Kifmann, M. (2003): Gesundheitsökonomie. 4. Aufl. Springer: Berlin, Heidelberg, New York.

Culyer, A.J. & Newhouse J.P. (Hrsg.) (2000): Handbook of Health Economics. Volume 1A. Elsevier: Amsterdam et al.

Hunter, D. J. & Fairfield, G. (1997): Managed Care. Disease Management. In: British Medical Journal. Ausg. 315. S. 50-53. od. URL: http://bmj.bmjjournals.com [Stand: 20.04.04]

Kipp, R.A.; Towner, W.C.; Levin, H.A. (1997): Financial and Actuarial Issues. In: Todd, W.E. & Nash, D. (1997): Disease Management: a system approach to improving patient outcomes. American Hospital Publishing: Chicago. S. 87-136

Kongstvedt, P.R. (Hrsg.) (1996a): The Managed Health Care Handbook. 3. Aufl. Aspen Publication: Gaithersburg.

Kongstvedt, P.R. (1996b): Compensation of Primary Care Physician in Open Panel Plans. In: Kongstvedt, P.R. (Hrsg.) (1996a): The Managed Health Care Handbook. 3. Aufl. Aspen Publication: Gaithersburg. S. 120-146

Kühn, H. (1997): Managed Care. Medizin zwischen kommerzieller Bürokratie und integrierter Versorgung. Am Beispiel USA. WZB: Berlin.

Lamers, L. & Van Vliet, R. (1996): Multiyear diagnostic information from prior hospitalisations as a risk- adjuster for capitation payments. In: Medical Care. Ausg. 34 (6). S. 549-561.

Lauterbach, K.W. et al. (2001): Disease Management in Deutschland. Voraussetzungen, Rahmenbedingungen, Faktoren zur Entwicklung, Implementierung und Evaluation. Gutachten im Auftrag des VdAK & AEV. URL: www.vdak.de/dmp/dmp_gutachten.pdf [Stand: 20.04.04]

Matsaganis, M. & Glennerster, H. (1994): The threat of „cream skimming" in the post-reform NHS. In: Journal of Health Economics. Ausg. 13. S. 31-60

Mühlbacher, A. (2002): Integrierte Versorgung. Management und Organisation. Huber: Bern, Göttingen, Toronto und Seattle.

Neuffer, A. (1996): Disease Management – Definitionen, Konzepte und Umsetzung. In: Braun, W. & Schaltenbrand, R. (Hrsg.) (1996): Qualitätssicherung, Pharmakoökonomie und Disease Management. Berichtsband zum 3. Symposium. Universitätsverlag Witten-Herdecke: Witten. S. 52-65

Neuffer; A. (1997): Managed care. Umsetzbarkeit des Konzeptes im deutschen Gesundheitssystem. PCO: Bayreuth

Plocher, D.W. (1996): Disease Management. In: Kongstvedt, P.R. (Hrsg.) (1996a): The Managed Health Care Handbook. 3. Aufl. Aspen Publication: Gaithersburg. S. 318-329

Sachverständigenrat für die Konzertierte Aktion im Gesundheitswesen (2002): Gutachten 2000/2001. Bedarfsgerechtigkeit und Wirtschaftlichkeit. Band III: Über-, Unter- und Fehlversorgung. III.1: Grundlagen, Übersichten, Versorgung chronisch Kranker. Nomos: Baden.

Samuelson, P.A. & Nordhaus, W.D (1998): Volkswirtschaftslehre. 15. Aufl. Ueberreuter: Wien.

Schräder, W.F. & Ryll, A. (2002): Pauschalierende Vergütung in der Integrierten Versorgung. URL: http://www.iges.de/content/e72/e251/e549/schraeder-ryll-2002_ger.pdf [Stand: 28.04.04]

Späth, M. (2000): Integrierte Versorgung. Die Rahmenvereinbarung steht. In: Deutsches Ärzteblatt 97. Ausg. 36. S. 2280-2284 od. URL: http://www.aerzteblatt. de/v4/archiv/pdf.asp?id= 24096 [Stand: 09.07.04]

Statistischem Bundesamt (2004): Entwicklung der Gesundheitsausgaben Anteil am Bruttoinlandsprodukt (BIP). URL: www.destatis.de/basis/d/gesu/gesugra2.htm [Stand: 20.04.2004]

Stillfried, D. (1999): Integrierte Versorgungsformen: Fataler Wettlauf um „gute Risiken“. In: Deutsches Ärzteblatt. Ausg. 96. Heft 38. S. A 2342-2345

Todd, W.E. & Nash, D. (1997): Disease Management: a system approach to improving patient outcomes. American Hospital Publishing: Chicago.

Van de Ven, W. et al. (1994): Risk-adjusted capitation. Recent experiences in the Netherlands. In: Health Affairs. Ausg. 13. S. 120-136

Van de Ven, W.P.M.M. & Ellis, R.P. (2000): Risk Adjustment in Competitive Heath Plan Markets. In: Culyer, A.J. & Newhouse J.P. (Hrsg.) (2000): Handbook of Health Economics. Volume 1A. Elsevier: Amsterdam et al. S. 755-845

Van Vliet, R. & Van de Ven, W.P.M.M (1992): Capitation paymnts based on prior hospitalisations. In: Health Economics. Ausg. 2. S. 177-188

VdAK/ AEV (2003): Ausgewählte Basisdaten des Gesundheitswesens 2003. Beitragssatzentwicklung in der GKV von 1970 - 2003 in alten Bundesländern. URL: http://www.vdak.de/basisdaten2003/seite_54_2003_oben_int.pdf [Stand: 20.04.2004]

Weiner, J. & Dobson, A. et al. (1996): Risk-adjusted Medicare capitation rates using ambulatory and patient diagnoses. In: Health Care Finanzing Review. Ausg. 17. S. 77-99

Wiechmann, M. (2003): Managed Care. Grundlagen, internationale Erfahrungen und Umsetzung im deutschen Gesundheitssystem. Deutscher Universitätsverlag: Wiesbaden.